Carsten Alexander Zschenderlein

Einfluss von Capsaicin auf die Langzeitpotenzierung in der Amygdala

Carsten Alexander Zschenderlein

Einfluss von Capsaicin auf die Langzeitpotenzierung in der Amygdala

Capsaicin-bedingte Veränderungen der Langzeitpotenzierung in der lateralen Amygdala vermittelt durch den TRPV1-Rezeptor

Südwestdeutscher Verlag für Hochschulschriften

Impressum/Imprint (nur für Deutschland/only for Germany)
Bibliografische Information der Deutschen Nationalbibliothek: Die Deutsche Nationalbibliothek verzeichnet diese Publikation in der Deutschen Nationalbibliografie; detaillierte bibliografische Daten sind im Internet über http://dnb.d-nb.de abrufbar.

Alle in diesem Buch genannten Marken und Produktnamen unterliegen warenzeichen-, marken- oder patentrechtlichem Schutz bzw. sind Warenzeichen oder eingetragene Warenzeichen der jeweiligen Inhaber. Die Wiedergabe von Marken, Produktnamen, Gebrauchsnamen, Handelsnamen, Warenbezeichnungen u.s.w. in diesem Werk berechtigt auch ohne besondere Kennzeichnung nicht zu der Annahme, dass solche Namen im Sinne der Warenzeichen- und Markenschutzgesetzgebung als frei zu betrachten wären und daher von jedermann benutzt werden dürften.

Coverbild: www.ingimage.com

Verlag: Südwestdeutscher Verlag für Hochschulschriften GmbH & Co. KG
Dudweiler Landstr. 99, 66123 Saarbrücken, Deutschland
Telefon +49 681 37 20 271-1, Telefax +49 681 37 20 271-0
Email: info@svh-verlag.de

Zugl.: Berlin, Charité - Universitätsmedizin Berlin, Dissertation, 2011

Herstellung in Deutschland:
Schaltungsdienst Lange o.H.G., Berlin
Books on Demand GmbH, Norderstedt
Reha GmbH, Saarbrücken
Amazon Distribution GmbH, Leipzig
ISBN: 978-3-8381-2853-5

Imprint (only for USA, GB)
Bibliographic information published by the Deutsche Nationalbibliothek: The Deutsche Nationalbibliothek lists this publication in the Deutsche Nationalbibliografie; detailed bibliographic data are available in the Internet at http://dnb.d-nb.de.

Any brand names and product names mentioned in this book are subject to trademark, brand or patent protection and are trademarks or registered trademarks of their respective holders. The use of brand names, product names, common names, trade names, product descriptions etc. even without a particular marking in this works is in no way to be construed to mean that such names may be regarded as unrestricted in respect of trademark and brand protection legislation and could thus be used by anyone.

Cover image: www.ingimage.com

Publisher: Südwestdeutscher Verlag für Hochschulschriften GmbH & Co. KG
Dudweiler Landstr. 99, 66123 Saarbrücken, Germany
Phone +49 681 37 20 271-1, Fax +49 681 37 20 271-0
Email: info@svh-verlag.de

Printed in the U.S.A.
Printed in the U.K. by (see last page)
ISBN: 978-3-8381-2853-5

Copyright © 2011 by the author and Südwestdeutscher Verlag für Hochschulschriften GmbH & Co. KG and licensors
All rights reserved. Saarbrücken 2011

Inhaltsverzeichnis

1. **EINLEITUNG** 3
   1.1. **Die Amygdala** 4
      1.1.1. Anatomie und neuronale Verschaltungen der Amygdala 5
      1.1.2. Funktionelle Einordnung der Amygdala 5
      1.1.3. Nozizeption und die Rolle der Amygdala 6
      1.1.4. Neurotransmission in der Amygdala 7
         1.1.4.1. Glutamat-Rezeptoren 7
         1.1.4.2. GABA-Rezeptoren 8
         1.1.4.3. L-Typ-Kalzium-Kanäle 9
   1.2. **Erscheinungsformen der synaptischen Plastizität** 10
      1.2.1. Langzeitpotenzierung in der lateralen Amygdala 10
         1.2.1.1. Molekulare Mechanismen der LA-LTP 11
   1.3. **Der TRPV1-Rezeptor und sein Agonist Capsaicin** 15
      1.3.1. TRPV1-Lokalisation 15
      1.3.2. TRPV1-Aufbau 18
      1.3.3. TRPV1-Wirkungsweise 19
      1.3.4. Endogene TRPV1-Agonisten 20
      1.3.5. Exogene TRPV1-Agonisten 20
         1.3.5.1. Capsaicin 21
      1.3.6. TRPV1-Antagonisten 22
   1.4. **Ziele der Arbeit** 24

2. **MATERIAL UND METHODIK** 27
   2.1. **Versuchstiere** 27
      2.1.1. Narkose und Präparation 27
   2.2. **Versuchsaufbau** 28
      2.2.1. Elektroden 28
         2.2.1.1. Stimulationselektroden 28
         2.2.1.2. Ableitelektroden 29
      2.2.2. Messkammer 29
      2.2.3. Extrazelluläre Ableitung 29
   2.3. **Reizparadigmen** 32
      2.3.1. Die Input-/Output-Kurve (Eingangs-/Ausgangskurve) 32
      2.3.2. Einwaschen eines Pharmakons 32
      2.3.3. Das LTP-Paradigma 33
      2.3.4. Verwendete Substanzen 34
   2.4. **Datenauswertung** 35
   2.5. **Statistik** 37

3. ERGEBNISSE ... 38
3.1. Langzeitpotenzierung unter Kontrollbedingungen ... 38
3.1.1. Der horizontale Hirnschnitt ... 38
3.1.2. Der coronale Hirnschnitt ... 39
3.1.3. Hemisphärendifferenz ... 40
3.2. Einfluss von Capsaicin auf die basale Aktivität und LTP ... 41
3.2.1. Die Input-/Output-Kurve ... 41
3.2.2. Der horizontale Hirnschnitt ... 42
3.2.3. Der coronale Hirnschnitt ... 43
3.2.4. Hemisphärendifferenz ... 45
3.2.5. Inputspezifität ... 47
3.2.6. Geschlechtsabhängigkeit ... 48
3.2.7. Altersabhängigkeit ... 48
3.2.8. Rezeptorspezifität ... 49
3.3. Einfluss des $GABA_A$-Rezeptor-Antagonisten Gabazin ... 52
3.4. Einfluss des $GABA_B$-Rezeptor-Antagonisten CGP55845 ... 56
3.5. Einfluss von Stickstoffmonoxid (NO) ... 57
3.6. Einfluss des CB1-Rezeptor-Antagonisten AM251 ... 63
3.7. Zusammenfassung der Ergebnisse ... 65

4. DISKUSSION ... 67
4.1. Die basale synaptische Übertragung ... 67
4.2. LA-LTP im horizontalen und coronalen Hirnschnitt ... 67
4.2.1. Rezeptorspezifität ... 71
4.2.2. Bedeutung GABAerger Interneurone ... 72
4.3. Stickstoffmonoxid (NO) ... 74
4.4. Der CB1-Rezeptor ... 78
4.5. Isofluran-Narkose ... 81
4.6. Ausblick ... 83

5. ZUSAMMENFASSUNG ... 85
6. LITERATURVERZEICHNIS ... 86
7. ANHANG ... 103
7.1. Tabellenverzeichnis ... 103
7.2. Abbildungsverzeichnis ... 103
7.3. Abkürzungsverzeichnis ... 105
7.4. Veröffentlichungsverzeichnis ... 107
7.5. Danksagung ... 108

1. Einleitung

Lebende Organismen sehen sich dem Konflikt gegenübergestellt, einerseits neue Umgebungen zu explorieren und anderseits potentiell gefährliche Situationen zu meiden. Bei dieser ambivalenten Situation spielen die Schmerzwahrnehmung und das angst- und schmerzbezogene Verhalten eine wichtige Rolle.

Zwischen dem Registrieren einer Gewebsschädigung durch Schmerzsensoren (Nozizeptoren) und der Schmerzwahrnehmung liegen eine Vielzahl von Nervenverbindungen (Synapsen), wobei die ursprüngliche Information über die Reizstärke stets modifiziert werden kann. Dieser polysynaptische Informationssfluss macht verständlich, dass meist eine eindeutige Korrelation zwischen der eigentlichen Reizstärke und der empfundenen Schmerzintensität nicht gegeben ist. Die Nozizeptoren registrieren Schmerzreize über das Zusammenspiel von ionotropen und metabotropen Rezeptoren. Ein für die Transduktion von thermischen und chemischen Reizen wichtiger Vertreter ist der Capsaicin-Rezeptor TPRV1 (transient receptor potential vanilloid 1), der auch den brennenden Charakter einiger Paprika-Sorten (Capsicum) vermittelt. Die übergeordnete Funktion des TRPV1-Rezeptorkanals liegt in der Integration verschiedenster noxischer Stimuli zu einer einzigen nozizeptiven Antwort (Polymodalität) und er stellt damit einen wichtigen molekularen Anfangspunkt des Schmerzsinnes dar. Die Nozizeptoren werden über die Aktivierung des TRPV1-Rezeptorkanals depolarisiert und senden diese Information an das zentrale Nervensystem (ZNS) über die Hinterwurzel in das Rückenmark. Dort erfolgt die Umschaltung auf das zweite Neuron, welches im so genannten Vorderseitenstrang des Rückenmarks (Tractus spinothalamicus) zu den Thalamuskernen aufsteigt. Im Verlauf werden Kollateralen abgegeben, beispielsweise zum Hirnstamm für die Beeinflussung des Wachheitsgrades und der Atem- und Kreislaufzentren. Durch die thalamische Projektion zum somatosensorischen Kortex erfolgt das Bewusstwerden des Schmerzes und die genaue Schmerzlokalisation, während die qualitative Bedeutungszuschreibung (affektiv-emotionale Komponente) durch die Projektion ins limbische System ermöglicht wird. Da ein eigentliches Schmerzzentrum fehlt, werden die Schmerzimpulse auf den verschiedenen genannten Ebenen des ZNS modifiziert. Ferner existieren deszendierende und segmentale Hemmmechanismen.

Einleitung
Die Amygdala

Ein Bestandteil des limbischen Systems ist die Amygdala. Sie ist ein definiertes Kerngebiet des Gehirns und spielt eine wichtige Rolle in der Schmerzwahrnehmung. Man geht heute davon aus, dass die Amygdala das neuronale Substrat der Interaktion zwischen Schmerz und Emotionen darstellt (Heinricher & McGaraughty 1999, Fields 2000, Meagher et al. 2001), da beispielweise eine Läsion der Amygdala mit einer Abnahme der emotionalen Schmerzreaktion einhergeht (Charpentier 1967, Calvino et al. 1982, Manning & Mayer 1995a/b, Werka 1997, Manning 1998, Bourgeais et al. 2001). Die Bedeutung des subjektiven Charakters des Schmerzes unterstreicht auch die internationale Gesellschaft zum Studium des Schmerzes (IASP). Sie definiert Schmerz als ein „unangenehmes Sinnes- und Gefühlserlebnis, das mit tatsächlicher oder drohender Gewebeschädigung einhergeht oder von betroffenen Personen so beschrieben wird, als wäre eine solche Gewebeschädigung die Ursache." (National Institute of Health 2001)

Es ist interessant, dass der in den Nozizeptoren sehr gut untersuchte TRPV1-Rezeptorkanal auch im limbischen System nachgewiesen werden konnte (Sanchez et al. 2001). Die Funktion des TRPV1-Rezeptors in dieser Gehirnregion ist jedoch weitgehend unbekannt. Ziel der vorliegenden Arbeit ist die Klärung der Frage, ob dieser Rezeptor funktionell aktiv ist und ob er Plastizitätsphänomene in der Amygdala modifizieren kann.

1.1. Die Amygdala

Die Amygdala (von griech. amygdala = Mandel) ist ein sich paarig im anteriomedialen Teil des Temporallappens befindliches Kerngebiet, welches auf Grund des mandelförmigen Aussehens auch als Corpus amygdaloideum (Mandelkern) bezeichnet wird. Bei dem Mandelkernkomplex handelt es sich phylogenetisch um einen früh entstandenen Teil des Telencephalons, der aus 13 verschiedenen Kernen und kortikalen Regionen besteht (Price et al. 1987, McDonald 1998, Pitkänen 2000, Sah et al. 2003).

1.1.1. Anatomie und neuronale Verschaltungen der Amygdala

Die Amygdala bildet eine zytoarchitektonisch inhomogene Struktur, deren einzelne Kerngebiete eine große Anzahl intranukleärer Verschaltungen aufweisen und in unterschiedlichem Maße mit anderen Regionen im ZNS verbunden sind (de Olmos et al. 1985, McDonald 1998, Pitkänen 2000, Sah et al. 2003). Die einzelnen Kerne kommunizieren über internukleäre Verbindungen, wobei ein Großteil dieser Verbindungen wechselseitig ausgebildet ist (Pitkänen 2000). Die neuroanatomische Komplexität der Amygdala ist Ausdruck der multiplen Verschaltungen und hat zur Folge, dass unterschiedliche Klassifikationsschemata zur Einteilung der amygdalären Strukturen existieren. Nach der Nomenklatur von Pitkänen kann die Amygdala in oberflächliche, tiefe und übrige Kerne (mit entsprechenden Unterkernen) unterteilt werden. Eine andere Gliederung geht von der Einteilung in den basolateralen, zentromedialen und Kortex-ähnlichen Komplex aus (Price et al. 1987, McDonald 1998), wobei der basolaterale Kernkomplex den tiefen Kernen der Klassifikation von Pitkänen entspricht.

1.1.2. Funktionelle Einordnung der Amygdala

Hinsichtlich ihrer Bedeutung für assoziatives Lernen kann die Amygdala in die neuroanatomisch, wie auch funktionell gut zu unterscheidenden basolateralen und zentralen Kernkomplex unterteilt werden (Davis et al. 1994, LeDoux 1995, Maren et al. 1996, Maren 1996, 2001).

Der basolaterale Teil der Amygdala erhält Informationen aus sämtlichen Sinnessystemen und stellt eine sensorische Schnittstelle für konvergierende Eingänge aus dem Thalamus und dem somatosensorischen, visuellen und auditiven Kortex dar. Als Teil des limbischen Systems ist die Amygdala auch mit dem Hippocampus, dem temporalen, frontalen, perirhinalen Kortex, Gyrus cinguli und der Insula verschaltet (Pitkänen et al. 2000, 2002, Price 2003). Die innerhalb des basolateralen Kernkomplexes verarbeiteten Informationen werden danach an den zentralen Kern weitergeleitet.

Der zentrale Kern der Amygdala kann als Hauptausgangsstation bezeichnet werden, da von dort aus ein Großteil der Efferenzen zu vegetativen Zentren des Hypothalamus (z.B. zur Sympathikusaktivierung) und des Hirnstamms (z.B. zur Vigilanz- und Nervus Vagus-Beeinflussung) ausgehen. Die Reaktion auf Reize im Sinne einer Verhaltensreaktion wird über die Verbindung zum Hirnstamm realisiert, während vegetativ-hormonelle Anpassungsreaktionen über den Hypothalamus ausgelöst werden.

Die unterschiedlichen Kerne ermöglichen in ihrer Gesamtheit, Sinneseindrücken eine emotionale Signifikanz zu verleihen (Holland et al. 2000, Schafe et al. 2001, McGaugh 2002). Ein hierfür gut etabliertes experimentelles Modell stellt die Pawlowsche Furchtkonditionierung dar (LeDoux et al. 1997, Schafe et al. 2001), wobei hierbei der laterale (Rogan et al. 1997a/b, Blair et al. 2001) und basolaterale Kern (Maren 2003) der Amygdala eine zentrale Position einnehmen. Bei diesem Modell handelt es sich um eine Form des assoziativen Lernens, bei der ein neutraler (sensorischer) Reiz und ein aversiver, unbedingter Reiz (z.b. Schmerzreiz) zeitlich miteinander gekoppelt werden. Durch die zeitlich nahe Reizdarbietung wird der anfangs neutrale Reiz zum konditionierten Reiz. Der konditionierte Reiz erhält damit eine neue Bedeutung, da er schon bei alleiniger Gabe ein aversives Verhalten auslöst (z.B. Flucht).

1.1.3. Nozizeption und die Rolle der Amygdala

Als ein wichtiger Bestandteil des limbischen Systems spielt die Amygdala eine Schlüsselrolle in der Genese von Emotionen, emotionaler Bewertung sensorischer Stimuli, emotionalem Lernen und Gedächtnis sowie Angst und Depression (Davis 1998, Gallagher & Schoenbaum 1999, Maren 1999, Aggleton 2000, LeDoux 2000, Cardinal et al. 2002, Davidson 2002, Zald 2003). Die Amygdala weist ein hohes Maß an Plastizität auf, die in verschiedenen Modellen auf der Ebene der synaptischer Veränderung (z.B. Langzeitpotenzierung; Maren 1999) und auch auf der Ebene der Verhaltensmodifikation (z.B. Angstkonditionierung; LeDoux 2000) nachgewiesen werden konnte.

Der Schmerz hat eine stark emotionale Komponente und chronischer Schmerz ist signifikant assoziiert mit Depression und Angststörungen (Huyser & Parker 1999, Millan 1999, Wilson et al. 2001, McWilliams et al. 2003). Die Beziehung zwischen Schmerz und negativem Affekt ist reziprok zueinander, da an Depression und Angst leidende Patienten eine verstärkte Schmerzempfindung zeigen, während Angst und Stress die Schmerzwahrnehmung inhibieren (Haythornthwaite et al. 1991, Wilson et al. 2001, Rhudy & Meagher 2003). Es wird vermutet, dass die Amygdala das neuronale Substrat dieser Interaktion zwischen Schmerz und

Emotionen darstellt (Heinricher & McGaraughty 1999, Fields 2000, Meagher et al. 2001). Diese Überlegung wird durch die Tatsache unterstrichen, dass bei Erkrankungen, die mit einem verstärkten negativen Affekt einhergehen (z.B. Depression, Dysthymie), eine Vergrößerung der Amygdala in der Magnetresonanztomographie beobachtet wird (Tebartz van Elst et al. 1999, Bremner et al. 2000, Tebartz van Elst et al. 2000). Dem gegenübergestellt ist bei Patienten mit Borderline-Persönlichkeitsstörungen, die häufig mit selbstverletzendem Verhalten einhergehen, eine Verkleinerung der Amygdala um bis zu 30 % zu finden (Schmahl et al. 2003, Vermetten et al. 2006). Auch bildgebende Verfahren mit Darstellung von Stoffwechselvorgängen (funktionelle Magnetresonanztomographie) konnten die wichtige Stellung der Amygdala in der Schmerzwahrnehmung unterstreichen, da Signalveränderungen der Amygdala bei Schmerzexpositionen zu finden sind (Bornhovd et al. 2002).

1.1.4. Neurotransmission in der Amygdala

Nervenzellen kommunizieren miteinander über Kontaktstellen, den Synapsen, wobei ein chemischer Informationsaustausch durch Moleküle (chemische Synapsen) von einer direkten elektrischen Weiterleitung über zelluläre Verbindungskanäle (elektrische Synapsen, gap junctions) unterschieden wird. Die chemische Synapse kann in ihrer Wirkung hemmend oder erregend sein. In erregenden Synapsen ist Glutamat der bedeutendste Übertragerstoff (Neurotransmitter), während in hemmenden Interneuronen der Amygdala Gammaamino-buttersäure(acid) (GABA) der wichtigste Transmitter ist.

Darüber hinaus existieren noch eine Reihe weiterer Botenstoffe wie Dopamin, Serotonin, Acetylcholin, Histamin und verschiedene Peptide, die sowohl eine hemmende als auch erregende Wirkung entfalten können. Auch ATP und die leicht diffusiblen Radikale NO (Stickstoffmonoxid) und CO (Kohlenstoffmonoxid) können transmitterähnliche Funktionen übernehmen und modulieren die Antwort auf die klassischen Transmittersubstanzen.

1.1.4.1. Glutamat-Rezeptoren

Viele Formen der synaptischen Plastizität im ZNS werden durch die glutamaterge Neurotransmission vermittelt. Die Entwicklung von selektiven Glutamat-Analoga (z.B. NMDA, AMPA, Kainat) und Glutamat-Rezeptor-Antagonisten (z.B. D-APV, CNQX) ermöglichte eine spezifische Erforschung der Funktion und Mechanismen einzelner Glutamat-Rezeptoren (Clarke et al. 1997, Bleakman 1999, Bortolotto et al. 1999). Dabei hat sich eine Einteilung der Glutamat-Rezeptoren in zwei funktionelle Arten etabliert: Man unterscheidet die schnellen, ligangenbindenden ionotropen Rezeptoren und die langsamen G-Protein-gekoppelten metabotropen Rezeptoren.

Auf Grund pharmakologischer Eigenschaften lassen sich die ionotropen Glutamatrezeptoren in NMDA-Rezeptoren und non-NMDA-Rezeptoren unterteilen, wobei sich die non-NMDA-Rezeptoren weiter in AMPA- und Kainat-Rezeptoren untergliedern. Die Namensgebung der Rezeptoren resultiert aus den spezifischen Agonisten N-Methyl-D-Aspartat (NMDA), α-Amino-3-Hydroxy-5-Methyl-4-Isoxazolpropionsäure(acid) (AMPA) und Kainat (Watkins & Evans 1981). Die Rezeptoren besitzen eine grundlegende strukturelle Ähnlichkeit, weisen jedoch durch Gentranskription, mRNA-Modifikation und alternatives Splicen eine große Variationsbreite in Bezug auf Funktion und Struktur auf.

Der spannungsabhängige NMDA-Rezeptor ist unter Ruhemembranbedingungen durch Magnesium-Ionen blockiert. Eine starke Depolarisation verringert diese Blockade und aktiviert den NMDA-Rezeptor. Der daraus resultierende Kalzium-Einstrom trägt einerseits zu einer weiteren Depolarisation bei und vermittelt andererseits eine Langzeitpotenzierung. Unter Ruhemembranbedingungen vermitteln die AMPA- und Kainat-Rezeptoren die basale, synaptische Aktivität in der basolateralen Amygdala (Rainnie et al. 1991a). Auch in extrazellulären Ableitungen im horizontalen Hirnschnittpräparat der lateralen Amygdala bewirkt die Blockade der AMPA- und Kainat-Rezeptoren durch CNQX ein fast komplettes Verschwinden der Feldpotenziale (Pollandt et al. 2003).

Die metabotropen Glutamat-Rezeptoren sind über G-Proteine (Guanosintriphosphat aktiviertes Protein) mit dem Enzym Phospholipase C gekoppelt, so dass intrazelluläre Botenstoffe im Sinne einer Signalkaskade aktiviert werden können.

1.1.4.2. GABA-Rezeptoren

GABA (γ-Aminobuttersäure) ist der entscheidende Neurotransmitter von Interneuronen im ZNS des Säugetiers. Die in der Regel hemmende Funktion von GABA wird durch die in der Zellmembran befindlichen GABA-Rezeptoren vermittelt und führt zu einer Reduktion der neuronalen Erregbarkeit. Es konnten bis jetzt drei Typen von GABA-Rezeptoren charakterisiert werden: $GABA_A$-, $GABA_B$- und $GABA_C$-Rezeptoren. Der im ZNS weit verbreitete $GABA_A$-Rezeptor ist ein Liganden-gesteuerter Chloridionen-Kanal, der sich durch GABA-Bindung öffnet und ein schnelles inhibitorisches postsynaptisches Potenzial (IPSP) auslöst.

$GABA_A$-Rezeptoren sind Heteropentamere, das heißt, sie setzen sich aus fünf verschiedenen Untereinheiten zusammen, wobei jede Untereinheit die Zellmembran viermal durchspannt. Bis jetzt wurden 16 Untereinheiten identifiziert, die man in 6 Gruppen (α, β, γ, δ, ε, π) einteilt. Entsprechend weisen $GABA_A$-Rezeptoren eine unterschiedliche molekulare Zusammensetzung auf. Gabazin (SR95531), Bicucullin und Picrotoxin sind spezifische Rezeptor-Antagonisten, wobei auch Barbiturate, Benzodiazepine und Alkohol die Offenwahrscheinlichkeit der $GABA_A$-Rezeptoren modulieren können. $GABA_B$-Rezeptoren sind G-Protein-gekoppelte Rezeptoren und eine Aktivierung führt zu einer erhöhten Kalium-Leitfähigkeit. $GABA_C$-Rezeptoren sind wie $GABA_A$-Rezeptoren Liganden-gesteuerte Chloridionen-Kanäle.

Der basolaterale Komplex der Amygdala setzt sich zu 25 % aus GABAergen Interneuronen zusammen (McDonald & Augustine 1993). Diese lösen an den amygdalären Projektionszellen schnelle und langsame IPSP's aus (Rainnie et al. 1991b). Sie haben über diesen Mechanismus einen starken Einfluss auf die Amygdala, so dass die spontane Entladungsrate der lateralen Amygdala eine der geringsten im Gehirn ist (Quirk et al. 1995, Albrecht et al. 2000, Pare & Collins 2000). Die GABAerge synaptische Transmission unterliegt einem erregenden Einfluss des serotoninergen Systems (Stutzmann & LeDoux 1999, Stein et al. 2000), des noradrenergen Systems (Li et al. 2002) und der Aktivierung von Kainat-Rezeptoren (Braga et al. 2003).

1.1.4.3. L-Typ-Kalzium-Kanäle

An glutamatergen Synapsen der Amygdala können auch spannungsabhängige Kalzium-Kanäle vom L-Typ (L-type-voltage gated calcium channels, L-type-VGCC) prä- und postsynaptisch lokalisiert sein (Chin 1998). Ein über diese Kanäle vermittelter präsynaptischer Kalzium-Einstrom kann zu einer verbesserten Transmitterfreisetzung führen, während ein postsynaptischer Kalzium-Einstrom mit verschiedenen Signalkaskaden und langanhaltenden Veränderungen in Verbindung gebracht wird.

1.2. Erscheinungsformen der synaptischen Plastizität

Unter der neuronalen Plastizität versteht man die Kapazität von Nervenzellen, ihre Funktion, elektrophysiologischen Eigenschaften, biochemischen Profile oder Strukturen zu ändern. Diese adaptiven Veränderungen der synaptischen Übertragung zwischen Neuronen spielt eine zentrale Rolle für Lern- und Gedächtnisvorgänge. Im Mittelpunkt des Interesses steht die Synapse als Substrat der neuronalen Signalübertragung, wobei die synaptische Plastizität in zeitlich unterschiedliche Phasen unterteilt wird: Beispiele für kurzzeitige Formen der synaptischen Plastizität (Kurzzeitplastizität) sind die synaptische Fazilitierung und die synaptische Depression, die auf einer Modulation der Transmitterfreisetzung in der Präsynapse beruhen. Beispiele für langfristige Formen der synaptischen Plastizität sind die Langzeitpotenzierung (LTP) und –depression (LTD). Bei der Untersuchung der synaptischen Plastizität und der Gedächtnisbildung der Amygdala hat sich das Modell der Langzeitpotenzierung *in-vitro* (Chapman et al. 1990, Chapman & Bellavance 1992) und *in-vivo* (Clugnet & LeDoux 1990) etabliert.

1.2.1. Langzeitpotenzierung in der lateralen Amygdala

Die Langzeitpotenzierung (long-term potentiation, LTP) stellt ein synaptisches Modell für die Untersuchung von Lernprozessen dar. Seit der Entdeckung der LTP im Jahre 1973 an Zellen des Gyrus dentatus (Bliss & Gardner-Medwin 1973, Bliss & Lomo 1973) konnte dieses Phänomen auch in anderen Strukturen des ZNS reproduziert werden. In der Amygdala konnte die LTP durch tetanische Stimulation unterschiedlichster Afferenzen *in-vivo* charakterisiert werden, wie beispielsweise des piriformen Kortex (Racine et al. 1983), des Corpus geniculatum mediale (Clugnet & LeDoux 1990) und des Hippocampus (Maren & Fanselow 1995). Die LTP in der lateralen Amygdala (LA-LTP) wurde erstmals *in-vitro* in horizontalen Hirnschnitten charakterisiert, wobei Fasern gereizt wurden, die durch die externe Kapsel (external capsule, EC-Reizung) verlaufen.

Die LA-LTP weist die gleichen Merkmale auf, die ursprünglich für hippocampale Neurone beschrieben wurden: Sie lässt sich schnell induzieren und bleibt auf die erregten Synapsen beschränkt (Inputspezifität). Ferner wird eine Kooperation einer Mindestmenge von Synapsen zur Induktion benötigt, wobei eine gleichzeitige Aktivierung der prä- und postsynaptischen Zellen erfolgt (Assoziation). Die LA-LTP kann durch tetanische Stimulation in horizontalen (Chapman & Bellavance 1992, Schubert et al. 2005) und coronalen Hirnschnitten (Gean et al. 1993) induziert werden, wobei inhibitorische Mechanismen im coronalen Hirnschnitt stärker ausgeprägt sind als in der horizontalen Schnittebene (Samson et al. 2003).

In *horizontalen Hirnschnitten* werden bei EC-Reizung kortikale Fasern gereizt (von Bohlen und Halbach & Albrecht 2002). So konnten im horizontalen Hirnschnitt durch Tracerstudien Projektionen aus dem lateralen entorhinalen und dem perirhinalen Kortex nachgewiesen werden, die die laterale Amygdala über die externe Kapsel erreichen. Im *coronalen Hirnschnitt* verlaufen in der externen Kapsel hauptsächlich Fasern, die aus den sensorischen kortikalen Arealen entspringen (de Olmos et al. 1985). Der coronale Hirnschnitt bietet die Möglichkeit der gleichzeitigen Untersuchung der kortikalen und thalamischen Eingänge in die Amygdala, welche relevant für die Mechanismen der Angstkonditionierung sind (Rogan et al. 1997a/b). Im Gegensatz zur EC-Reizung werden bei intranukleärer Stimulation (IN-Reizung) zusätzlich Afferenzen aus anderen amygdalären Strukturen erfasst, wie z.B. die zentrale, basale und mediale Amygdala.

In dieser Arbeit wurde die klassische Hochfrequenzreizung (high-frequency-stimulation, HFS) durch Stromapplikationen der Reizelektrode genutzt (Chapman et al 1990, Gean et al. 1993, Watanabe et al. 1995, von Bohlen und Halbach & Albrecht 1998a). Diese Reizung ist so stark, dass prä- und postsynaptische Zellen gleichzeitig aktiviert werden (Bliss & Lomo 1973). Im Folgenden werden die molekularen Mechanismen des genannten Lern- und Gedächtnismodells genauer vorgestellt.

1.2.1.1. Molekulare Mechanismen der LA-LTP

In der LA werden Feldpotenziale, welche durch IN- oder EC-Stimulation ausgelöst wurden durch den Glutamat-Rezeptor-Antagonisten CNQX im horizontalen (Pollandt et al. 2003) und coronalen Hirnschnitt (Lin et al. 2001) fast komplett blockiert. Diese Ergebnisse stützten die Vermutung, dass Glutamat der wichtigste Transmitter exzitatorischer Synapsen der LA ist (Weisskopf et al. 1999, Huang et al. 2000). Durch die Aktivität präsynaptischer Neurone wird Glutamat freigesetzt, welches unterschiedliche Glutamat-Rezeptoren der Pyramidenzellen

Einleitung
Erscheinungsformen der synaptischen Plastizität

besetzt (Rodrigues et al. 2004a). Über die Glutamat-Bindung an AMPA-Rezeptoren der postsynaptischen Membran kommt es zur Ausbildung eines <u>e</u>xzitatorischen <u>p</u>ost<u>s</u>ynaptischen <u>P</u>otenzials (EPSP, Abb. 1.1. A). Die HFS-induzierte LA-LTP in horizontalen und coronalen Hirnschnitten ist von NMDA-Rezeptoren abhängig (Huang & Kandel 1998, Tsvetkov et al. 2002, Schroeder & Shinnick-Gallagher 2004, Drephal et al. 2006, Müller et al. 2009). Aus pharmakologischer Sicht existieren in der lateralen Amygdala *zwei unterschiedliche LTP-Formen*:

1. Die hochfrequente und wiederholte Depolarisation führt zu einer Freigabe des physiologischerweise mit Magnesium-Ionen blockierten NMDA-Rezeptorkanals und veranlasst die Kanalöffnung wodurch bei gleichzeitiger Glutamat-Bindung ein Kalzium-Einstrom in die postsynaptische Zelle ermöglicht wird (Abb. 1.1. B).
2. In Abhängigkeit vom Reizparadigma und der gewählten Schnittebene kann die induzierte LA-LTP zusätzlich abhängig von L-Typ-Kalzium-Kanälen sein (Abb. 1.1. E; Bauer et al. 2002, Drephal et al. 2006). Jedoch benötigen Kalzium-Kanäle zur Aktivierung eine starke Depolarisation, so dass rückläufige Aktionspotenziale zusätzlich zu einer Membrandepolarisation nötig sind, um die Erregung zu verstärken (Jaffe et al. 1992, Magee & Johnston 1997, Stuart & Häusser 2001).

Das in die Zelle einströmende Kalzium trägt zur Erhaltung dieser als *frühe LTP* bezeichneten Phase (early-LTP, acquisition) bei, indem es die Ca^{2+}/Calmodulin-abhängige Proteinkinase II (CaMKII), <u>P</u>roteink<u>i</u>nase C (PKC) und <u>P</u>roteink<u>i</u>nase A (PKA) aktiviert. Beispielsweise kommt es bei Angstkonditionierung zu einer Zunahme der Autophosphorylierung und damit zu einer Aktivierung von CaMKII-alpha in der LA (Rodrigues et al. 2004b). Ferner kann die LA-LTP durch den PKA-Inhibitor Rp-8-Cl-cAMPS blockiert werden (Schafe et al. 2000). Die Stimulierung dieser unterschiedlichen Kinasen aktiviert die <u>m</u>itogena<u>k</u>tivierte <u>P</u>rotein<u>k</u>inase (MAP-Kinase, Abb. 1.1. D). Diese Proteinkinasen phosphorylieren AMPA-Rezeptoren und erhöhen damit deren Aktivität. Nach aktuellem Wissensstand erscheint es sicher, dass ein wichtiger Mechanismus für die Ausbildung der LA-LTP der Einbau von AMPA-Rezeptoren in die postsynaptische Membran ist (Abb. 1.1. C).

Einleitung
Erscheinungsformen der synaptischen Plastizität

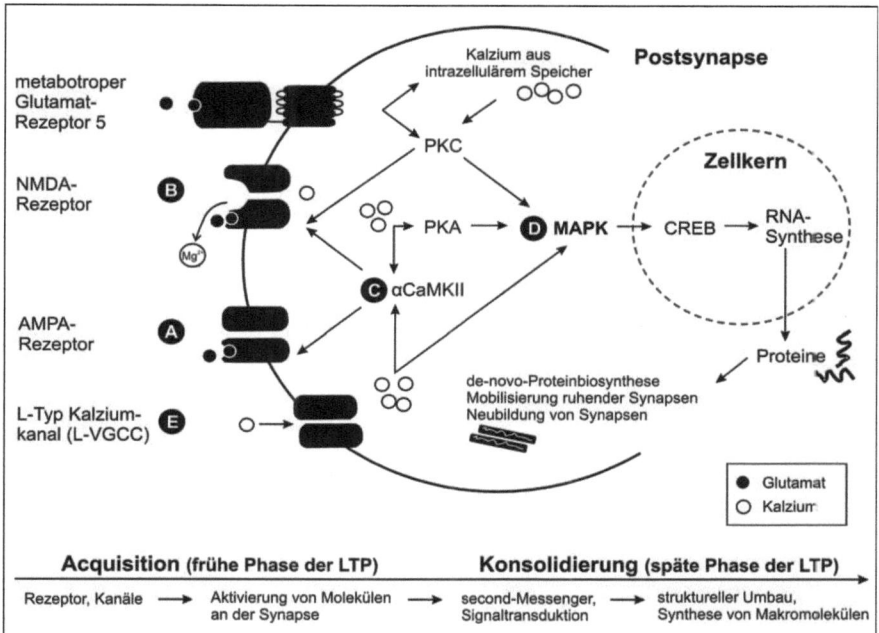

Abb. 1.1.: Mechanismen der Langzeitpotenzierung in der lateralen Amygdala.
Schema synaptischer Verbindungen, wobei präsynaptisch freigesetztes Glutamat eine Depolarisation der postsynaptischen Membran induziert, wodurch eine De-Blockierung des NMDA-Rezeptors bewirkt wird **(B)**. Der daraus resultierende Kalzium-Einstrom setzt eine Kaskade von Botenstoffen in Gang, die eine Rezeptorphosphorylierung **(C)** und über Mitogen-aktivierende Proteinkinasen (MAP-Kinasen) die Genexpression im Zellkern induziert **(D)**. Der Kalziumeinstrom kann auch NMDA-Rezeptor-unabhängig über L-Typ-Kalziumkanäle erfolgen **(E)**. (modifiziert nach Rodrigues et al. 2004b)

Die *späte Phase der LTP* (late-LTP, consolidation) beginnt nach 30 bis 60 Minuten, wobei Gentranskriptionen und Proteinsynthesen in der postsynaptischen Membran bei der Aufrechterhaltung der Potenzierung dominieren. Die molekulare Verbindung der frühen und späten LTP scheint die MAP-Kinase zu sein (Huang et al. 2000). In unserem Labor konnte gezeigt werden, dass im horizontalen Hirnschnitt der MAP-Kinase-Inhibitor SKF 86002 die LA-LTP reduziert (Schubert et al. 2008). In der lateralen Amygdala spielt die extrazelluläre Signalregulierende Kinase (ERK) eine wichtige Rolle, die einer Subfamilie der MAP-Kinasen

Einleitung
Erscheinungsformen der synaptischen Plastizität

angehört (Schafe et al. 2000). ERK phosphoryliert verschiedene intrazelluläre und intranukleäre Moleküle (Transkriptionsfaktoren) und verbessert damit in ihrer Gesamtheit die synaptische Effizienz nicht nur post- sondern auch präsynaptisch. Immunhistochemische Untersuchungen zeigen, dass aversives Training die ERK-Phosphorylierung im ventralen Teil der LA erhöht (Radwanska et al. 2002). Eine Reihe von Hinweisen zeigen, dass diese Kinasen den Transkriptionsfaktor CREB (cAMP response element binding protein) phosphorylieren. Bei Abfrage des Angstgedächtnisses wird beispielsweise die CREB-Phosphorylierung in der Amygdala induziert (Hall et al. 2001). In phosphoryliertem Zustand bindet CREB an den Promotor CRE (cAMP response element) und induziert die Expression einer Kaskade von Zielgenen. Diese CREB-vermittelten Mechanismen werden beispielsweise für die Ausbildung des konditionierten, geschmacksaversiven Gedächtnisses benötigt (Lamprecht et al. 1997, Josselyn et al. 2004). In ihrer Gesamtheit können diese Phänomene sogar zu elektronenmikroskopisch sichtbaren Veränderungen an der Synapse führen, die die Gedächtnisausbildung stabilisieren (Bliss & Collingridge 1993, Bailey & Kandel 1993, Kandel 1997, Woolf 1998, Rampon & Tsien 2000, Blair et al. 2001, Sweatt 2004).

Nachdem ausführlich die postsynaptischen Vorgänge bei der Ausbildung der LA-LTP beschrieben wurden, soll auf das funktionelle Zusammenspiel der Prä- und Postsynapse eingegangen werden. Dieses ist von entscheidender Bedeutung, da im coronalen Hirnschnitt die präsynaptische Aktivität bei der Ausbildung der LA-LTP von großer Bedeutung ist (Tsvetkov et al. 2002). Die LA-LTP kann andererseits aber auch komplett unabhängig von der postsynaptischen Aktivität induziert werden (Humeau et al. 2003). In diesem Kontext ist erwähnenswert, dass der NMDA-Rezeptor in der LA nicht nur postsynaptisch sondern auch präsynaptisch lokalisiert sein kann (Farb et al. 1995).

Zu berücksichtigen ist aber auch die Beeinflussung der präsynaptischen Membran durch die Postsynapse. Retrograde Botenstoffe können die Präsynapse erreichen und beispielsweise eine Erhöhung der Freisetzung der Neurotransmittervesikel bewirken. Dabei sind viele mögliche Kandidaten im Gespräch, wie Lipoxygenase-Produkte der Arachnoidonsäure, Plättchen-aktivierender Faktor (platelet-activating factor) und neuroaktive Gase, wie Stickstoffmonoxid (nitric oxide, NO) und Karbonmonoxid (Medina & Izquierdo 1995). Ein Durchbruch gelang mit der Entdeckung von NO als retrograder Botenstoff. Schafe und Mitarbeiter (2005) konnten zeigen, dass NO für die Ausbildung der LA-LTP bei akustischer

Angstkonditionierung benötigt wird. Weiterhin wurde eine wichtige Rolle retrograder Endocannabinoide in der basolateralen Amygdala beschrieben (Zhu & Lovinger 2005). Im ZNS sind Endocannabinoide Neuromodulatoren, die die präsynaptische Transmitterfreisetzung hemmen. In der Amygdala spielen Endocannabinoide in Lern- und Gedächtnisprozessen eine Rolle (Marsicano et al. 2002).

1.3. Der TRPV1-Rezeptor und sein Agonist Capsaicin

Das molekulare Angriffsziel von Capsaicin wurde erst 1997 identifiziert, indem es dem Team um David Julius gelang, den Vanilloid-Rezeptor 1 (VR1) zu isolieren und zu klonieren (Caterina et al. 1997). Erst die genaue Analyse des Rezeptoraufbaus zeigte strukturelle Ähnlichkeiten (hohe Sequenzhomologie) mit Rezeptoren einer schon bekannten Ionkanal-Familie, der Transient Rezeptor Potential (TRP). Daraufhin wurde 2002 der Vanilloid-Rezeptor 1 in Transient Receptor Potential Vanilloid 1 (TRPV1) umbenannt, der damit den ersten Vertreter der Vanilloid-Subfamilie darstellt. Die Familie der TRP-Kanäle werden sowohl in Vertebraten sowie Invertebraten exprimiert und üben eine wichtige Funktion in primären Signalwegen für den regulierten Einstrom von Kalzium in die Zelle aus. Im Gegensatz zu anderen Ionenkanälen wurden neue TRP-Kanäle über Sequenzhomologien identifiziert und nicht durch Liganden. Die TRP-Familie kann in sieben Subfamilien eingeteilt werden (Montell 2005, Nilius et al. 2007, Vennekens et al. 2008, Vriens et al. 2009).

1.3.1. TRPV1-Lokalisation

Eine hohe TRPV1-Rezeptor-Dichte befindet sich in den schmerzleitenden, afferenten Nervenfasern, die über die Hinterwurzel in das Rückenmark eintreten, wobei die höchste Konzentration der Rezeptor-mRNA in den Ganglien der spinalen Hinterwurzel zu finden ist (Sanchez et al. 2001). Zusätzlich sind TRPV1-Rezeptoren in den trigeminalen Ganglien und Kernen, dem Ganglion nodosum und dem Nucleus tractus solitarius vorhanden (Caterina et al. 1997, Tominaga et al. 1998, Guo et al. 1999, Michael & Priestly 1999, Ma 2002). Das Vorhandensein der TRPV1-Rezeptoren im ZNS wurde mit unterschiedlichen Methoden geprüft, wie der in-situ-Hybridisierung, der reversen Polymerasekettenreaktion (RT-PCR) und der [^{3}H]-Resiniferatoxin-Autoradiographie. Diese Studien deuten das Vorhandensein (in-situ-

Einleitung
Der TRPV1-Rezeptor und sein Agonist Capsaicin

Hybridisierung, RT-PCR) von potentiell funktionstüchtigen (Autoradiographie-)TRPV1-Rezeptoren in verschiedenen Hirnregionen an, beispielhaft seien Thalamus, hypothalamische Kerne, Locus coeruleus, periaquäduktales Grau, Kleinhirn, Kortex und das limbisches System genannt (Mezey et al. 2000, Roberts et al. 2004, Cristino et al. 2006).

Obwohl immunhistochemisch die Existenz von TRPV1-Proteinen in der Amygdala der Maus an Projektionsneuronen inzwischen nachgewiesen wurde (Micale et al. 2009), existieren bis zum jetzigen Zeitpunkt noch keine genauen Befunde zur Lokalisation im lateralen Kern der Amygdala. In Zusammenarbeit mit Prof. Dr. Oliver von Bohlen und Halbach konnte mittels polyklonaler Antikörper gezeigt werden, dass der TRPV1-Rezeptor auch in der lateralen Amygdala der Maus exprimiert wird (Abb. 1.2.).

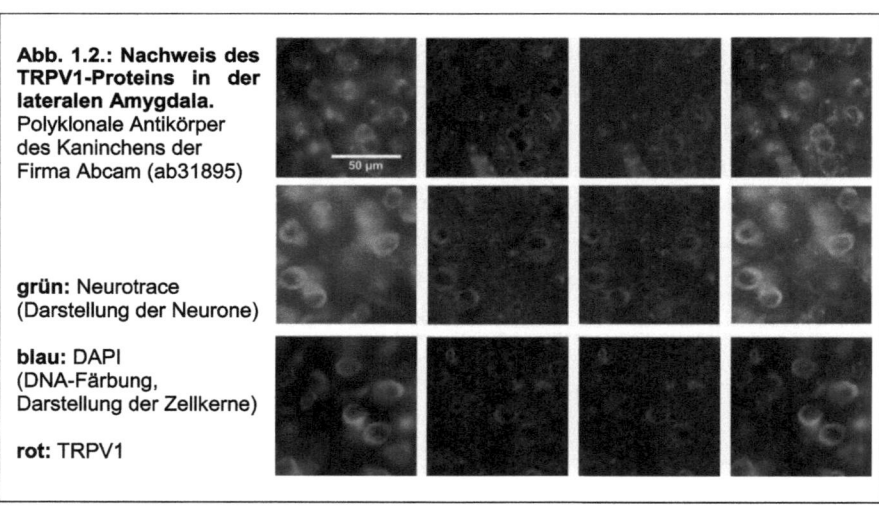

Abb. 1.2.: Nachweis des TRPV1-Proteins in der lateralen Amygdala.
Polyklonale Antikörper des Kaninchens der Firma Abcam (ab31895)

grün: Neurotrace (Darstellung der Neurone)

blau: DAPI (DNA-Färbung, Darstellung der Zellkerne)

rot: TRPV1

Das TRPV1-Protein scheint sowohl auf der Zellmembran, als auch in intrazellulären Strukturen lokalisiert zu sein. Bei den Zellen ist eine kräftige Expression bis in die Endigungen der neuronalen Ausläufer erkennbar. Erste Auswertungen dieser Daten zeigen, dass TRPV1 in der lateralen Amygdala stärker exprimiert ist als im zentralen Kern der Amygdala (Abb. 1.3.).

Einleitung
Der TRPV1-Rezeptor und sein Agonist Capsaicin

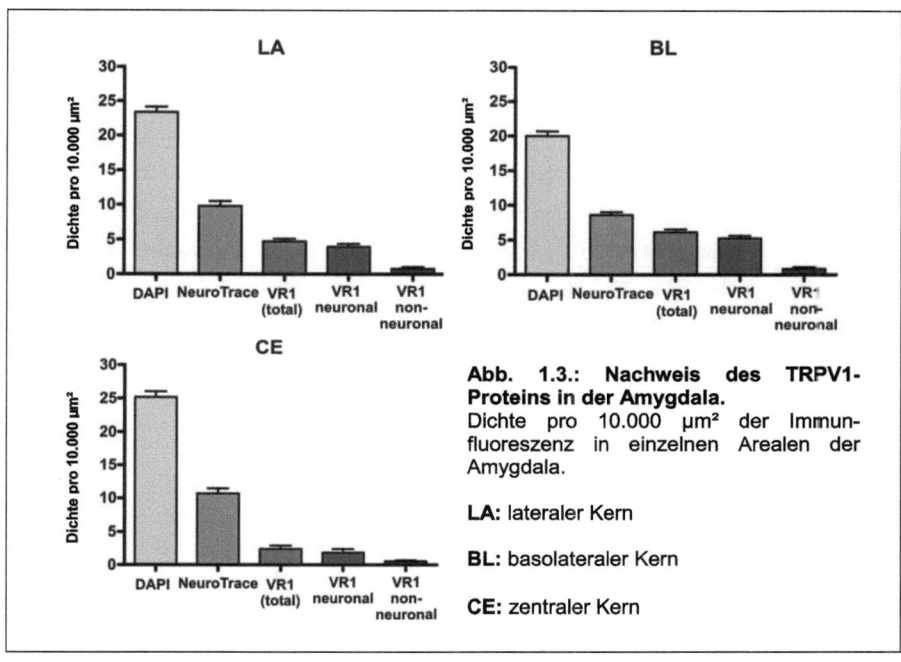

Abb. 1.3.: Nachweis des TRPV1-Proteins in der Amygdala.
Dichte pro 10.000 µm² der Immunfluoreszenz in einzelnen Arealen der Amygdala.

LA: lateraler Kern

BL: basolateraler Kern

CE: zentraler Kern

Für TRPV1 wird neben der Expression in sensorischen Nervenfasern und distinkten Gehirnregionen die Expression in neuronalen Fasern gezeigt, die bestimmte Organe innervieren, wie beispielsweise in der Lunge, im gastrointestinalen Trakt, in der Harnblase, Prostata und in den Zahnhälsen (Yiangou et al. 2001a/b, Renton et al. 2003, Van der Aa et al. 2003, Ward et al. 2003, Kollarik & Undem 2004, Gevaert et al. 2007). Überraschenderweise konnte auch die Expression in nichtneuronalem Gewebe wie Keratinozyten der Epidermis (Southall et al. 2003), Blasenurothel- und glatten Muskelzellen (Birder et al. 2001), Leber (Reilly et al. 2003), Makrophagen (Chen et al. 2003) und Granulozyten (Heiner et al. 2003) gezeigt werden, wobei sogar eine Rolle des TRPV1-Proteins in der Zellmigration nachgewiesen werden konnte (Waning et al. 2007).

Einleitung
Der TRPV1-Rezeptor und sein Agonist Capsaicin

1.3.2. TRPV1-Aufbau

Der TRPV1-Rezeptor ist ein aus 838 Aminosäuren bestehendes Membranprotein mit einer molekularen Masse von 95 kDa. Er ist sowohl an äußeren wie auch an intrazellulären Membranen lokalisiert, wie beispielsweise am endoplasmatischen (Eun et al. 2001, Marshall et al. 2003) und sarkoplasmatischen Retikulum (Xin et al. 2005). Wie in Abbildung 1.4. vereinfacht dargestellt, ist das TRPV1-Protein ein nicht-selektiver Kationenkanal, der sich aus vier Untereinheiten zusammensetzt (Abb. 1.4. A, TRPV1-Tetrameren; Conway 2008). Jede dieser vier einzelnen TRPV1-Untereinheiten besteht wiederum aus sechs transmembranen Domänen (Abb. 1.4. B, TM1 – TM6).

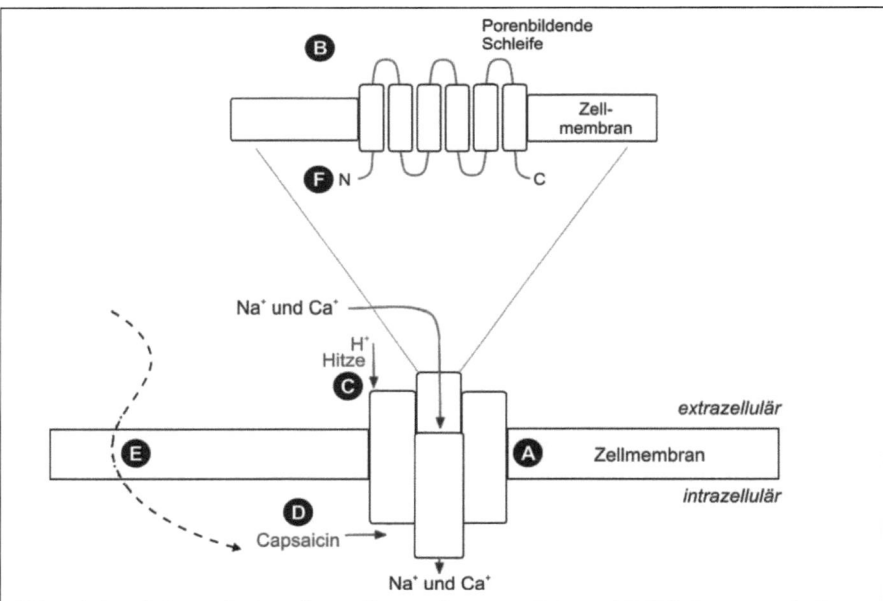

Abb. 1.4.: Schematische Darstellung des möglichen TRPV1-Rezeptor-Aufbaus. Man geht davon aus, dass sich der tetramere Rezeptor aus 4 TRPV1-Untereinheiten zusammensetzt **(unten)**, wobei jede einzelne TRPV1-Untereinheit aus sechs transmembranen Domänen besteht **(oben)**. Da Capsaicin lipophil ist, kann es die Zellmembran passieren **(E)**. (modifiziert nach Conway 2008)

Einleitung
Der TRPV1-Rezeptor und sein Agonist Capsaicin

Zwischen den Domänen TM5 und TM6 ist eine hydrophobe Region eingelagert, die eine Pore bildet. Der pH-Sensor befindet sich extrazellulär (Abb. 1.4. C), während die Bindestelle für Vanilloide (z.B. Capsaicin) intrazellulär lokalisiert ist (Abb. 1.4. D; Jung et al. 1999, Jordt et al. 2000, Jordt & Julius 2002, Ferrer-Montiel et al. 2004).

Am N-terminalen Ende befinden sich drei Ankyrin-Domänen (Abb. 1.4. F), die mit zytosolischen Proteinen interagieren können, wobei dies zum jetzigen Zeitpunkt nur für Calmodulin nachgewiesen worden ist. Außerdem erfolgt eine Regulation der Rezeptor-Aktivität durch Phosphorylierung zytosolischer Domänen an Serin und Threonin. Hierbei von Bedeutung ist die CaMKII (Jung et al. 2004), PKA (Lopshire & Nicol 1998) oder PKC (Premkumar & Ahern 2000). Es existieren bei verschiedenen Lebewesen Variationen im Rezeptoraufbau, woraus eine unterschiedliche Empfindlichkeit gegenüber Agonisten und Antagonisten resultiert. Beispielsweise werden die TRPV1-Proteine bei allen Säugetieren durch Vanilloide aktiviert, während der Rezeptor in Nicht-Säugetieren nur hitze- oder protonensensitiv zu sein scheint.

1.3.3. TRPV1-Wirkungsweise

Nozizeptive Nervenendigungen werden durch Bradykinin oder durch NGF (nerve growth factor) sensibilisiert. Beide Substanzen koppeln den TRPV1 an den IP$_3$-Weg, d.h. sie aktivieren die Phospholipase C, die ihrerseits IP$_3$ (Inositol-1,4,5-triphosphat) bildet, welches den TRPV1 phosphoryliert und aktiviert. TRP-Kanäle gehören zu den auswärts-gleichrichtenden (outwardly rectifying) Ionenkanälen, die nach ihrer Aktivierung durch vor allem Kalzium-Einstrom das Neuron bis auf etwa 0 mV depolarisieren (Nilius et al. 2005). Der TRPV1-Rezeptor vermittelt eine Depolarisation von Nervenzellen, wobei in der Dermatologie TRPV1-Rezeptor-Agonisten paradoxerweise in Salben zur Behandlung verschiedenster Schmerzsyndrome genutzt werden. Durch eine starke TRPV1-Aktivierung werden nozizeptive sensorische Nervenzellen desensibilisiert (LaMotte et al. 1992, Caterina et al. 2000). Diese widersprüchliche Wirkungsweise lässt sich dadurch erklären, dass die Aktivität der TRPV1-Rezeptorkanäle entsprechend der intrazellulären Kalziumkonzentration über die PKA und PKC moduliert wird. Bei erhöhtem Kalziumeinstrom wird die TRPV1-Aktivität durch eine Autodesensibilisierung limitiert (Tóth et al. 2005, Zhang et al. 2005,

Varga et al. 2006), während bei erniedrigtem Kalzium-Einstrom die Autodesensibilisierung wieder rückgängig gemacht werden kann (Vellani et al. 2001, Mandadi et al. 2004, 2006).

1.3.4. Endogene TRPV1-Agonisten

Es wird davon ausgegangen, dass die Offenwahrscheinlichkeit des TRPV1-Rezeptorkanals von einer Vielzahl direkter Aktivatoren und indirekter Modulatoren beeinflusst wird. Protonen (erniedrigter pH-Wert) können sowohl den TRPV1 direkt stimulieren, als auch den Rezeptor für TRPV1-Agonisten sensitivieren (Caterina et al. 1997, Tominaga et al. 1998). Ferner funktioniert der Rezeptor wie ein mikroskopisches Thermometer, da er durch hohe Temperaturen im noxischen Bereich (> 42° Celsius) aktiviert wird, wobei der genaue Mechanismus der Temperatursensitivität bislang unklar ist (Cesare & McNaughton 1996, Reichling & Levine 1997). Die modulierende Wirkung verschiedenster inflammatorischer Mediatoren (z.B. Bradykinin, extrazelluläres ATP, Prostaglandine, NGF) spiegelt die zentrale Stellung des Rezeptors im Entzündungs- und Schmerzgeschehen wider.

Interessanterweise ist der TPRV1-Rezeptor im ZNS nicht so leicht durch erhöhte Temperaturen und erniedrigte pH-Werte zu aktivieren, wie in den Nozizeptoren des peripheren Nervensystems (PNS). Diese Erkenntnis führte zu der Vermutung, dass im ZNS vor allem andere endogene Liganden (z.B. Anandamid, Endocannabinoide) funktionelle Agonisten darstellen (Huang et al. 2002, Marinelli et al. 2003, Van Der Stelt & Di Marzo 2004, De Petrocellis & Di Marzo 2005, Marsch et al. 2007). Ähnlich der beobachteten modulierenden Wirkung von inflammatorischen Mediatoren kann auch Anandamid die Effektivität anderer Agonisten steigern.

1.3.5. Exogene TRPV1-Agonisten

Abgesehen von der großen Vielfalt endogener TRPV1-Agonisten existieren eine Reihe exogener Aktivatoren, die nicht in Säugetieren synthetisiert werden. Der am längsten bekannte TRPV1-Agonist ist Capsaicin. In den 1980er Jahren wurde aus Euphorbien als weiterer Agonist Resiniferatoxin extrahiert, welches eine große Ähnlichkeit zu Capsaicin aufweist (deVries & Blumberg 1989, Szallasi & Blumberg 1989). Weitere Agonisten mit geringer Rezeptoraffinität sind Zingeron und Piperin, welche für die Schärfe des Ingwers und

Einleitung
Der TRPV1-Rezeptor und sein Agonist Capsaicin

schwarzen Pfeffers verantwortlich sind (Sterner & Szallasi 1999, Witte et al. 2002). Zudem ist der TRPV1-Rezeptor durch Ethanol (Trevisani et al. 2002), reduzierende Verbindungen (Vyklicky et al. 2002), ungesättigte 1,4-Dialdehyde (z.B. Isovelleral; Sterner & Szallasi 1999) und durch das Antibiotikum Clotrimazol aktivierbar (Meseguer et al. 2008). Im Folgenden soll der in der vorliegenden Arbeit genutzte TRPV1-Agonist Capsaicin vorgestellt werden.

1.3.5.1. Capsaicin

Die Gattung Paprika (Capsicum) wurde schon 5000 v. Chr. in Mexiko und 2000 v. Chr. in Peru kultiviert (Perry et al. 2007). Der Arzt Dr. Diego Alvarez Chanca, Begleiter Columbus' 1494 auf der Fahrt nach Westindien, erwähnte Capsicum erstmals schriftlich (Andrews 1995). Der Handel mit diesen Gewürzpflanzen breitete sich in diesem Zeitraum weltweit aus. Der beim Verzehr von Paprika- oder Chilischoten empfundene Schärfereiz wird durch Capsaicin hervorgerufen. Der fehlende Schärfereiz der Gemüsepaprika, die fast kein Capsaicin enthält, erklärt sich durch besondere Züchtungen seit den 1950er Jahren. Capsaicin wurde erstmals 1846 von Tresh isoliert, wobei die Bestimmung der chemischen Struktur erst 1919 durch Nelson gelang. Mittlerweile wurden über 20 Capsaicinoide beschrieben, die sich lediglich im Aufbau der Fettsäurekette unterscheiden.

Capsaicin ist ein Abwehrmechanismus gegen Fraßfeinde der Pflanzen der Gattung Capsicum. Es wird in der Plazenta der Frucht durch das Enzym Capasaicin-Synthase aus Vanillylamin und einer mittellangen Fettsäure kondensiert (Dasgupta & Fowler 1997). Beim Verzehr von Chili- oder Paprikaschoten und dem konsekutiven Kontakt mit der Mundschleimhaut kommt es durch die Bindung an die TPRV1-Rezeptoren der Nozizeptoren zu einem Hitze- und Schärfereiz. Die primären sensorischen und unmyelinisierten C-Fasern sind besonders Capsaicin-sensitiv, so dass es auch beim Hautkontakt zu einer TRPV1-Aktivierung kommt. Bezüglich der genauen Capsaicin-Bindungstelle an den TRPV1-Rezeptor gibt es unterschiedliche Hypothesen, wobei von einer Bindung an TM2 und TM3 (Jordt & Julius 2002) oder zwischen TM3 und TM4 (Gavva et al. 2004) ausgegangen wird. Durch die Bindung von Capsaicin an den TPRV1 erfolgt ein intrazellulärer Natrium- und Kalzium-Einstrom mit konsekutiver Depolarisation. Dieser Effekt wird nur bei Säugetieren verursacht, so dass Vögel diesen Schmerzreiz nicht verspüren und für die Samenverbreitung der Pflanzen beitragen können (Jordt & Julius 2002). Die Anwendung von Capsicum bei der Zubereitung von Nahrungsmitteln ist aus folgenden Gründen vorteilhaft:

1. Einerseits werden beim Verzehr von Speisen durch die Vasodilatation benachbarte Geschmacksnerven besser durchblutet, so dass im Sinne einer Geschmacksverstärkung die verschiedenen Geschmacksrichtungen süß, sauer, bitter und umami besser wahrgenommen werden können.
2. Andererseits reagiert der Körper auf die Gewebserwärmung (Wärmereiz) mit einer gesteigerten Transpiration, so dass der Genuss scharfer Speisen in warmen Regionen auch durch die Senkung der Körpertemperatur zu erklären ist. Interessanterweise bewirkt auch die experimentelle systemische, intraperitoneale und intrahypothalamische Capsaicin-Injektion eine Hypothermie (Szolcsanyi 2004).
3. Aber auch die antibakterielle und fungizide Wirkung des Capsaicin bei der Konservierung von Speisen ist vorteilhaft (Lee et al. 2003). Capsaicin besitzt in hohen Konzentrationen sogar eine neurotoxische Wirkung: Werden beispielsweise neugeborene Ratten mit Capsaicin behandelt, so resultiert eine irreversible Ablation der afferenten C-Fasern (Nagy et al. 1980).

1.3.6. TRPV1-Antagonisten

In dieser Arbeit wurde der TRPV1-Antagonist *Capsazepin* eingesetzt. Capsazepin ist ein Thioharnstoff, der einige strukturelle Ähnlichkeiten mit den Vanilloiden aufweist (Bevan et al. 1992). Es kann die durch Protonen, Anandamid oder Hitze vermittelte TRPV1-Aktivität blockieren, wobei signifikante Unterschiede in der Stärke der Blockierung bei verschiedenen Organismen bestehen. Beispielsweise genügt eine Konzentration von 1 mM Capsazepin, um beim Menschen und Meerschweinchen eine protonenbedingte TRPV1-Aktivierung zu blockieren, wobei eine zehnfach höhere Konzentration bei Ratten zur Inhibition benötigt wird (McIntyre et al. 2001). In mikromolaren Konzentrationen kann Capsazepin auch an andere Moleküle binden, beispielsweise an nikotinerge Acetylcholin-Rezeptoren (Liu & Simon 1997).

Ein weiterer TRPV1-Antagonist ist *Ruthenium Red*, welches ein stark geladenes organisches Kation darstellt. Es ist ein nichtkompetitiver TRPV1-Antagonist, indem es den Kanal blockiert (Dray et al. 1990, Maggi 1993, Caterina et al. 1997). Verglichen mit Capsazepin ist sein Bindungssprektum relativ unspezifisch, so dass er auch eine Vielzahl anderer nichtselektiven Kationenkanäle blockiert und auch intrazelluläre Kalziumkanäle über den Ryanodin-Rezeptoren inhibiert.

Es wurde eine Vielzahl weiterer TRPV1-Antagonisten entwickelt, da ein möglicher pharmakologischer Nutzen bei verschiedenen Schmerzerkrankungen vermutet wird. Beispielhaft seien A-425619, AMG-0347, AMG-8163, JNJ-17203212 und SB-705498 genannt. Diese Substanzen befinden sich in unterschiedlichen Phasen der klinischen Prüfung, wobei ein mögliches therapeutisches Einsatzgebiet in Tabelle 1.1. genannt wird (Backonja et al. 2003, Walker et al. 2003, Ghilardi et al. 2005, Honore et al. 2005, Culshaw et al. 2006, Chizh et al. 2007).

Substanz	TRPV1-Rezeptor-Agonist	TRPV1-Rezeptor-Antagonist	Möglicher therapeutischer Nutzen
Capsaicin	√	-	Arthritische Schmerzen
WL-1002	√	-	Osteoarthritische Schmerzen
WL-1001	√	-	Post-Zoster-Neuralgie, Migräne
A-425619	-	√	Entzündliche / postoperative Schmerzen
AMG-0347	-	√	Schmerzen beim (operativen) Hautschnitt
AMG-8163	-	√	Hyperthermie
JNJ-17203212	-	√	Schmerz bei Knochenmalignomen
SB-705498	-	√	Migräne

Tabelle 1.1.: Möglicher therapeutischer Nutzen von TRPV1-Agonisten/-Antagonisten. (modifiziert nach Jara-Oseguera et al. 2008)

Einleitung
Ziele der Arbeit

Nachdem die erste Phase der klinischen Prüfung von *SB-705498* an freiwilligen Teilnehmern erfolgreich abgeschlossen wurde, befindet sich dieser TRPV1-Antagonist nun in der zweiten Phase. SB-705498 bietet den Vorteil, dass es im Gegensatz zu Capsazepin bei oraler Applikation gut resorbiert wird und im Vergleich günstigere pharmakokinetische Eigenschaften aufweist (Szallasi & Appendino 2004). Capsazepin hat sich hingegen in zahlreichen pharmakologischen Studien zur Untersuchung des TRPV1-Rezeptorkanals bewährt. Die meisten anderen Antagonisten sind halogenierte Vanilloide (z.B. Resinifertoxin; Wahl et al. 2001).

Zusätzlich zu diesen synthetischen Antagonisten gibt es Hinweise, dass bestimmte endogene Moleküle die Fähigkeit besitzen, den TRPV1-Rezeptor zu inhibieren. Neben der hemmenden Wirkung von Calcineurin bei erhöhter intrazellulärer Kalziumkonzentration, ist Phosphatidyl-Inositol-Bisphosphat (PIP2) ein weiterer TRPV1-Rezeptor-Modulator, wobei vermutet wird, dass PIP2 konstitutiv mit dem TRPV1 assoziiert ist (Chuang 2001, Prescott & Julius 2003, Lukacs et al. 2007).

1.4. Ziele der Arbeit

Das TRPV1-Protein ist ein wichtiger polymodaler Rezeptor, in dem unterschiedliche schmerzproduzierende Stimuli konvergieren. Während dessen Lokalisation und Funktion im peripheren Nervensystem gut untersucht ist, ist dessen Rolle im limbischen System weitgehend unerforscht. Hinsichtlich seiner Funktion in der Amygdala liegen keine Befunde vor. Als ein wichtiger Bestandteil des limbischen Systems spielt die Amygdala eine Schlüsselrolle in der emotionalen Bewertung sensorischer Stimuli und in der Genese von Angst und Depression. Der TRPV1-Nachweis in der lateralen Amygdala und die Erkenntnis, dass der TRPV1 auch für das angstbezogene Verhalten eine wichtige Rolle zu spielen scheint, waren Gründe, den Einfluss des TRPV1 auf die Langzeitpotenzierung im Rahmen der vorliegenden Arbeit zu prüfen.

Als potenter TRPV1-Agonist wird Capsaicin verwendet, um den TRPV1-Rezeptor zu stimulieren. Im ersten Schritt der Arbeit soll überprüft werden, ob Capsaicin einen Einfluss auf die Input-/Output-Kurve hat und somit die basale Transmission im lateralen Kern der Amygdala beeinflussen kann. Davon ausgehend, dass eine Ligandenbindung an das TRPV1-Protein einen nichtselektiven Kationenkanal öffnet, und im Hippocampus gezeigt wurde, dass

Einleitung
Ziele der Arbeit

Capsaicin die HFS-induzierte LTP fazilitiert, soll der Capsaicin-Effekt auf die Langzeitpotenzierung in der lateralen Amygdala (LA-LTP) untersucht und auf eventuelle Hemisphärendifferenzen, Geschlechtsunterschiede und Input-Spezifität geprüft werden. Allerdings ließen Daten aus Vorversuchen einen hemmenden Capsaicin-Effekt auf die LA-LTP vermuten. Sollte sich diese Hypothese im Laufe der Experimente bestätigen, so wird überprüft, ob der Einfluss durch einen TRPV1-Antagonisten blockierbar ist. Hierbei sollte der TRPV1-Antagonist Capsazepin verwendet werden, da das Bindungsspektrum der Alternativsubstanz Ruthenium Red relativ unspezifisch ist (Kapitel 1.3.6.).

Bei Bestätigung eines hemmenden Einflusses von Capsaicin auf die LA-LTP an einer größeren Stichprobe sind die weiteren Untersuchungen darauf gerichtet, beteiligte Mechanismen aufzuklären. Es wird die Arbeitshypothese aufgestellt, dass für die Vermittlung der suppressiven Wirkung des Capsaicins auf die LA-LTP GABAerge Interneurone beteiligt sind, da in der lateralen Amygdala eine Reihe von Transmittern ihre Wirkung über eine Aktivierung der Interneurone entfalten (Albrecht et al. 2000, Stein et al. 2000). Außerdem ist aus der Literatur eine Capsaicin-ausgelöste Beeinflussung der GABAergen Transmission bekannt (Derbenev et al. 2006, Ferrini et al. 2007). Als spezifische GABA-Rezeptor-Antagonisten sollen der selektive $GABA_A$-Rezeptor-Antagonist Gabazin (SR95531) und der $GABA_B$-Rezeptor-Antagonist CGP (CGP55845) zum Einsatz kommen. Im Rahmen dieser pharmakologischen Überprüfung wäre es eventuell nötig, die Magnesium- und Kalzium-Konzentrationen der ACSF zu erhöhen, da ansonsten die Schnitte epileptisch werden könnten. Ist der hemmende Capsaicin-Einfluss nicht durch die genannten GABA-Antagonisten blockierbar und wenn damit eine Beteiligung des GABAergen Systems ausgeschlossen werden kann, sind weitere mögliche Mechanismen der Capsaicin-induzierten Plastizitätsänderung zu prüfen. Davon ausgehend, dass die Aktivierung des TRPV1 auch zu Veränderungen der präsynaptischen Freisetzung von Glutamat führen kann (Marinelli et al. 2002, Jin et al. 2009), soll analysiert werden, ob NO als retrograder Messenger involviert ist. Zumindest in der Peripherie kann Capsaicin die NO-Bildung beeinflussen (Barthó et al. 2002). Es erscheint sinnvoll zuerst über L-NAME die NO-Synthase unspezifisch zu blockieren und somit die NO-Bildung generell zu unterdrücken. Eine Spezifizierung kann dann durch den Einsatz von nNOS-defizienten Tieren realisiert werden. Sollte der hemmende Effekt von Capsaicin auf die LA-LTP in den Hirnschnitten, die mit L-NAME perfundiert

Einleitung
Ziele der Arbeit

wurden, fehlen und in den nNOS-Knockout-Mäusen nicht mehr nachweisbar sein, wäre zu prüfen, welche anderen Transmitter durch eine veränderte NO-Synthese beeinflusst werden können. Da eine TRPV1-Aktivierung auch die Anandamid-Synthese stimulieren kann (Tóth et al. 2009), soll schließlich getestet werden, ob die Hemmung der LA-LTP indirekt über eine Anadamid-Wirkung zustande kommen könnte. Als ersten Schritt dazu soll bei Blockade der CB1-Rezeptoren durch AM251 erneut der Capsaicin-Effekt auf die LA-LTP analysiert werden. Eine Blockierung des hemmenden Einflusses von Capsaicin auf die LA-LTP ließe vermuten, dass eine präsynaptische Reduzierung der glutamatergen Transmission durch die Wirkung von Anandamid an den CB1-Rezeptoren ein hypothetischer Mechanismus der hemmenden Wirkung von Capsaicin auf die LA-LTP darstellen könnte. Gleichzeitig würde durch Anandamid die NO-Synthese reduziert werden, welches ebenfalls die hemmende Wirkung von Capsaicin bestimmen würde.

2. Material und Methodik

2.1. Versuchstiere

In dieser Arbeit wurden insgesamt 60 Mäuse verwendet, wobei 240 erfolgreiche Versuche für die statistische Analyse genutzt wurden. Die Versuchstiere gehörten zu dem Stamm C57BL/6 (Züchter: Harlan Winkelmann) und hatten zum Zeitpunkt der Experimente ein Alter von 18 – 23 Tagen oder 8 – 12 Wochen und ein Gewicht von 15 – 31 Gramm. Die nNOS-Knockout- (Stamm: B6,129S-Nos1^{tm1Plh} ursprünglich von The Jackson Laboratory, Maine, USA) und nNOS-Wildtyp-Mäuse (Stamm: C57BL/6J) waren 1 Jahr alt und hatten ein Gewicht von 32 – 42 Gramm. Sie wurden uns freundlicherweise aus der Zucht von Prof. Patzak (Institut für Vegetative Physiologie) zur Verfügung gestellt. Alle Tiere erhielten Wasser und Futter ad libitum und wurden unter standardisierten Laborbedingungen gehalten (22 ± 1° Celsius Raumtemperatur, 60 – 65% relative Luftfeuchtigkeit und 12h/12h alternierender Tag-Nacht-Zyklus).

2.1.1. Narkose und Präparation

Die Tiere wurden in einem Glaszylinder mit Äther narkotisiert, dekapitiert und das Gehirn schnellstmöglich freipräpariert. Es wurde darauf geachtet, dass kein Hautkontakt mit der Ätherflüssigkeit möglich war, um Hautreizungen zu vermeiden. Hierbei wurde auf eine kurze und atraumatische Präparation geachtet. Danach wurde das Präparat in ein ACSF-Bad (artificial cerebrospinal fluid) überführt, welches eine auf 4° Celsius gekühlte artifizielle cerebrospinale Flüssigkeit enthielt (Zusammensetzung: 124 mM NaCl; 3 mM KCl; 1,6 mM $CaCl_2$; 1,8 mM $MgSO_4$; 1,25 mM NaH_2PO_4; 10 mM Glukose und 26 mM $NaHCO_3$; pH-Wert: 7,4) und carbogengesättigt (95 % O_2, 5 % CO_2) war. Die Dauer der Narkose und die damit verbundene Narkosetiefe wurde möglichst kurz gehalten, um eine durch den Blutdruckabfall verursachte relative cerebrale Minderperfusion zu vermeiden. Es wurde von einer ausreichenden Betäubung ausgegangen, wenn das Tier auf der Seite lag, ohne dass die Extremitäten Kontakt zum Boden hatten. Alle Experimente erfolgten nach Tötungsanzeige beim Landesamt für Gesundheit und Soziales (T0344/05) und wurden gemäß der Richtlinien zur Umsetzung des Tierschutzgesetzes an der Charité – Universitätsmedizin Berlin (Stand:

September 2006) durchgeführt. Außerdem wurden bei den Experimenten wie bei der Gesamterstellung der Promotion die „Grundsätze der Charité zur Sicherung guter wissenschaftlicher Praxis" eingehalten.

Nach wenigen Minuten wurde das Gehirn auf eine Petrischale gelegt, um die beiden Hemisphären mit einer Rasierklinge in der Medianlinie zu teilen, sowie Reste des Cerebellums zu entfernen. Jede Hemisphäre wurde mit einem Cyanoacrylat-Kleber (Patex) auf der Halterung des Schnittgerätes (Motorized Advanced Vibroslice, World Precision Instruments) fixiert und die umgebene Kammer mit gekühlter, sauerstoffgesättigter ACSF-Lösung aufgefüllt. Mit Hilfe des Vibroslicers wurden horizontale oder coronale Hirnschnitte mit einer Dicke von 400 µm angefertigt. Bei den horizontalen Schnitten wurden die ersten beiden Schnitte verworfen, da nur die Schnitte 3 bis 7 den lateralen Kern der Amygdala enthalten (von Bohlen und Halbach & Albrecht 1998b). Die einzelnen Hirnschnitte wurden auf ein dreilagiges Linsenpapier (Kodak) in die mit ACSF perfundierte (Flussrate 1 ml/min) und gut temperierte ($35 \pm 1°$ Celsius; Heizgerät: Therm-4-Sensor; Schlauchpumpe: Minipuls 3, Abimed Gilco) sowie begaste (95 % O_2, 5 % CO_2) Messkammer überführt. Nach einer zweistündigen Ruhephase wurde mit dem Experiment begonnen.

2.2. Versuchsaufbau

2.2.1. Elektroden

2.2.1.1. Stimulationselektroden

Zur Herstellung der Stimulationselektroden (Reizelektroden) wurde ein ca. 0,5 cm langer Platindraht (Durchmesser 50 µm) mit einem ca. 7 cm langen Silberdraht verlötet. Jeweils ein so vorbereiteter Draht wurde soweit in je eine Hälfte einer doppellumigen Glaskapillare (Thetaglas) eingeführt, dass der Platindraht aus der Spitze herausragte. Die beiden aus der Kapillarspitze herausragenden Platindrähte wurden mit erhitztem Schelllack mit einem Abstand von 300 bis 600 µm parallel zueinander fixiert, um einen Kurzschluss zu vermeiden. Schließlich wurden die Silberdrähte mit Dentalwachs fixiert und somit das Kapillarende verschlossen.

2.2.1.2. Ableitelektroden

Die Mikroelektroden für die extrazelluläre Ableitung wurden aus Borsilikatglaskapillaren (GB 120 F-10, Firma: Science Products GmbH, D-Hofheim) mit einem Durchmesser von 1,2 mm mit Hilfe eines Elektrodenziehgerätes (Flaming/Brown Micropipette Puller Model P-87, Sutter Instruments Co., USA) durch Erhitzung eines Platinbleches bei 545° C gezogen. Danach besaßen die Ableitelektroden einen Widerstand von 10 – 15 MΩ, der durch das kontrollierte Abbrechen der Elektrodenspitze unter mikroskopische Sicht auf ca. 3 MΩ verringert wurde. Das Lumen wurde mit ACSF-Lösung befüllt und die Ableitelektrode wurde in einer Halterung am Mikromanipulator befestigt. Zur Ankopplung an den Impedanzwandler und den Verstärker wurde ein chlorierter Silberdraht eingeführt.

2.2.2. Messkammer

Die Messungen erfolgten in einer Interface-Messkammer, die sich auf einem schwingungsarm gelagerten und geerdeten Arbeitstisch befand. Zwei Messkammern zusammen bildeten eine Messeinheit, welche auf einem Plexiglaskörper aufgesetzt und von einem Plastikdeckel bedeckt war. Eine rechteckige Öffnung der oberen Abdeckung diente dem Einführen der Elektroden, während zwei neben den Kammern befindliche Öffnungen eine Verbindung zum Hohlraum des Plexiglaskörpers darstellten. Der Hohlraum war mit ca. 500 ml Aqua destillata gefüllt und wurde über eine Heizplatine auf 35 ± 1° Celsius beheizt. Ein Temperaturmessfühler über der Flüssigkeit stellte im sauerstoffgesättigten Raum eine konstante Temperatur über das Heizgerät sicher. Über eine Begasung des Wasserbads mit 95 % O_2 und 5 % CO_2 Carbogengemisch entstand auf diese Weise eine gas- und wasserdampfgesättigte Atmosphäre, die Kontakt zu den Hirnschnitten hatte. Die Hirnschnitte wurden von sauerstoffgesättigter und vorgewärmter (35° Celsius) ACSF-Lösung mit Hilfe einer Schlauchpumpe perfundiert.

2.2.3. Extrazelluläre Ableitung

Beide Elektroden wurden an Magnet-Manipulatoren befestigt, wodurch einerseits eine millimetergenaue Positionierung ermöglicht wurde und andererseits eine annähernd gleich

Material und Methodik
Versuchsaufbau

bleibende Fixierung der Elektroden in den Hirnschnitten gewährleistet wurde. Die Stimulationselektrode war über Klemmen an einer Reizeinheit (Isostimulator) verbunden, der eine Reizstärke von 1,0 – 10,0 V (100 – 1000 µA) erzeugte.

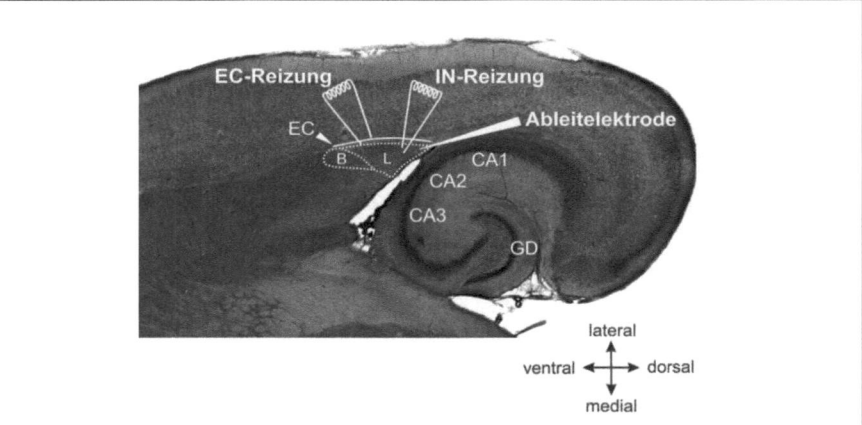

Abb. 2.1.: Horizontaler Hirnschnitt mit Positionierung der Reiz- und Ableitelektroden.
Positionierung der Ableitelektrode und der Reizelektrode bei EC- oder IN-Reizung. **EC:** Capsula externa (externe Kapsel), **L:** Lateraler Kern der Amygdala, **B:** Basolateraler Kern der Amygdala, **CA1, CA2, CA3, GD:** Hippocampus und Gyrus dentatus. Die Fotografie wurde freundlicherweise von Prof. Dr. Oliver von Bohlen und Halbach zur Verfügung gestellt. (angelehnt an Paxinos & Watson 1998)

Die Abbildung 2.1. zeigt, dass im *horizontalen Hirnschnitt* die Reizelektrode entweder in der externen Kapsel (EC-Reizung) oder innerhalb des lateralen Kerns der Amygdala (IN-Reizung) positioniert wurde, während die Ableitelektrode stets in der lateralen Amygdala platziert wurde. Wie in Abbildung 2.2. zu erkennen ist, wurde für die *coronalen Hirnschnitte* nur die EC-Reizung verwendet, wobei auch hier die Ableitelektrode in der lateralen Amygdala positioniert wurde.

Material und Methodik
Versuchsaufbau

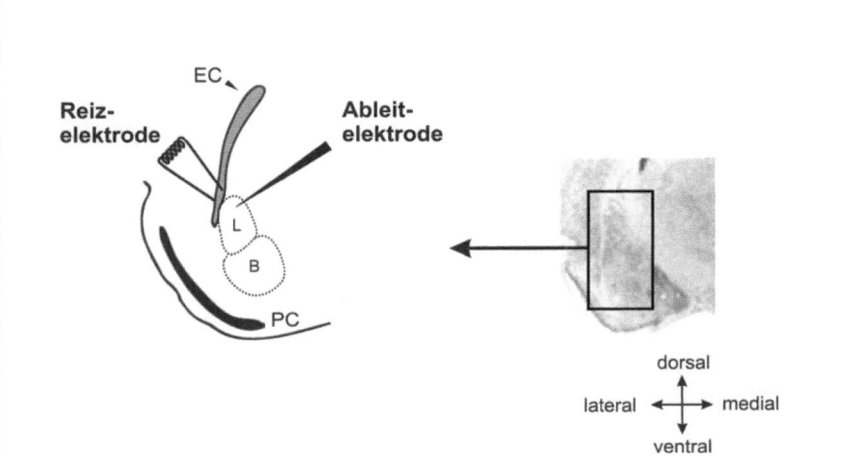

Abb. 2.2.: Coronaler Hirnschnitt mit Positionierung der Reiz- und Ableitelektroden. Positionierung der Ableitelektrode und der Reizelektrode bei EC-Reizung. **EC:** Capsula externa (externe Kapsel), **L:** Lateraler Kern der Amygdala, **B:** Basolateraler Kern der Amygdala, **PC:** Piriformer Kortex. (modifiziert nach Sah et al. 2003)

Mit Hilfe eines Signal-Online-Skript-Programms (Programmierung: Dr. Herbert Siegmund) wurden die unterschiedlichen Reizparadigmen (Kapitel 2.3.) über das Micro-CED 1401 gesteuert. Vor- (10-fach) und Nachverstärker (100-fach) vergrößerten die Signale, die auf einem Oszillographen dargestellt wurden und über einen Analog-Digital-Wandler (Micro-CED 1401) an einen Windows © XP-fähigen Computer übertragen wurden. Die Aufzeichnung der Daten erfolgte über die Software Signal 2 © der Firma Cambridge Electronic Design.

2.3. Reizparadigmen

2.3.1. Die Input-/Output-Kurve (Eingangs-/Ausgangskurve)

Nach der Darstellung eines Feldpotenzials (FP) mittels Oszillograph und Signal-Software, erfolgte die Erstellung einer Input-/Output-Kurve (I/O-Kurve, Eingangs-/Ausgangskurve), um die synaptische Erregbarkeit zu charakterisieren. Dazu wurde 6-mal alle zehn Sekunden ein definierter Reiz (Input) zwischen 1,0 und 10,0 Volt (100 – 1000 µA) gegeben, um die erhaltenen sechs Amplituden (Output) über eine Minute zu mitteln. Es erfolgte eine Erhöhung des Reizes, bis die maximale Feldpotenzialamplitude erreicht wurde. Bei weiterer Erhöhung der Reizstärke konnte somit keine weitere Zunahme der Amplitude erreicht werden. Aufgrund der fehlenden Laminierung im lateralen Kern der Amygdala, wurde für die weiteren Untersuchungen eine Reizstärke gewählt, die 50% der maximalen Stimulusintensität entsprach.

2.3.2. Einwaschen eines Pharmakons

Alle 10 Sekunden wurde ein Reiz mit einer definierten Reizstärke (50 % des maximalen I/O-Kurven-Wertes) und einer Dauer von 0,1 ms gegeben. Jeweils 6 Reizantworten wurden über eine Minute gemittelt. Die Feldpotenzialamplitudenänderungen durch das Einwaschen des Pharmakons wurden 30 Minuten beobachtet. Das experimentelle Vorgehen bei den Kontrollmessungen und beim Einwaschen von Pharmaka wird im Detail in Abbildung 2.3. wiedergegeben. Im Allgemeinen wurde erst die Input-/Output-Kurve und die Baseline für 30 Minuten (bei Kontrollmessungen, Abb. 2.3. A) bzw. 40 bis 45 Minuten (beim Einwaschen von Pharmaka, Abb. 2.3. B) ermittelt. Danach erfolgte das Stimulationsparadigma (HFS), woraufhin die Feldpotenzialamplituden für 60 Minuten aufgezeichnet wurden.

Material und Methodik
Reizparadigmen

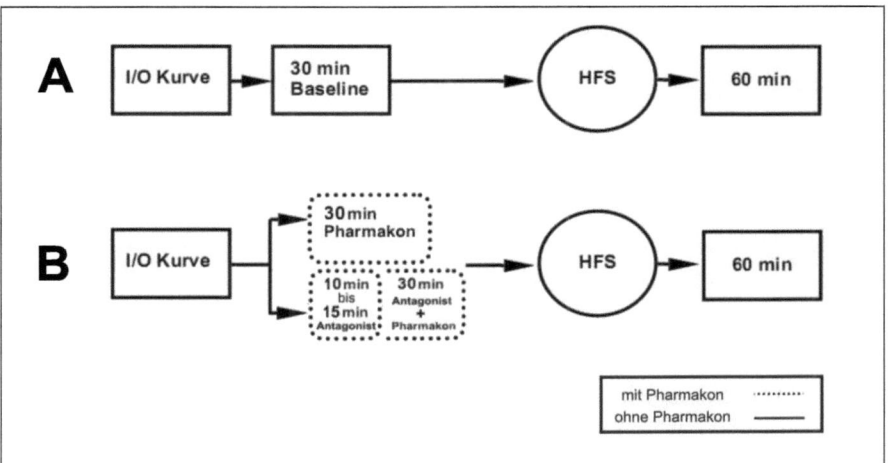

Abb. 2.3.: Flussdiagramme zur Verdeutlichung des experimentellen Vorgehens.
A: Vorgehen bei den Kontrollmessungen. **B:** Vorgehen bei Messungen unter Pharmakon-Applikation (**I/O-Kurve:** Input-/Output-Kurve, **HFS:** Hochfrequenzstimulation, **gepunktete Linie:** Einfluss unter Pharmakon, **durchgezogene Linie:** Einfluss ohne Pharmakon).

2.3.3. Das LTP-Paradigma

Die Langzeitpotenzierung wurde durch einen starken Hochfrequenzstimulus (HFS) ausgelöst. Als HFS wurde eine Impulsserie von 100 Reizen im Abstand von 10 Millisekunden appliziert, die nach einem Intervall von 30 Sekunden wiederholt wurde (2 x 100 Hz). Wenn es bei einer Messung um eine Vergrößerung der FP-Amplitude um mindestens 20 % zum Baseline-Wert über einen Zeitraum von 20 Minuten kam, so wurde dies als Langzeitpotenzierung gewertet (Watanabe et al. 1995). Nach einer Stunde nach LTP-Induktion wurde der Versuch beendet, um ein neues Feldpotenzial in einem anderen Hirnschnitt zu suchen.

Material und Methodik
Reizparadigmen

2.3.4. Verwendete Substanzen

Eine Übersicht der verwendeten Pharmaka gibt Tabelle 2.1. Alle Substanzen wurden nach Lösung in konzentrierter Form in Eppendorf-Gefäßen mit einem Volumen von 1 ml bei einer Temperatur von - 18° Celsius aufbewahrt. Etwa 15 Minuten vor Messbeginn wurden die Substanzen aus dem Tiefkühlfach entnommen und bei Raumtemperatur aufgetaut. Anschließend wurden die Substanzen mit einer Eppendorf-Pipette (1 ml Volumen) in den mit entsprechender ACSF-Lösung gefüllten Messzylinder überführt und bei 35° Celsius mit Carbogen gesättigt. Mit dem Beginn der Datenaufzeichnung wurden die Perfusionsschläuche aus dem ACSF-Bad genommen und in den Messzylinder mit dem Pharmakon überführt. Da es etwa 10 Minuten dauerte, bis die Substanzen die Messkammer erreichten, stellen die ersten 10 Minuten in den graphischen Darstellungen der basalen synaptischen Übertragung noch keinen pharmakologischen Effekt dar.

Substanz	Rezeptorselektivität	Verwendete Konzentrationen
Capsaicin	TRPV1-Rezeptor-Agonist	1, 3, 10 µM
Capsazepin	TRPV1-Rezeptor-Antagonist	10, 50 µM
Gabazin (SR95531)	$GABA_A$-Rezeptor-Antagonist	0.1, 0.2, 10 µM
CGP55845	$GABA_B$-Rezeptor-Antagonist	1 µM
L-NAME	NO-Synthase-Inhibitor	200 µM
AM251	CB1-Rezeptor-Antagonist	3 µM

Tabelle 2.1.: Name und wichtige Eigenschaften der verwendeten Substanzen.
Hersteller aller Pharmaka war Tocris Bioscience, Bristol, Großbritannien.

Mit der Gabe des in Kapitel 2.3.3. beschriebenen Hochfrequenzstimulus erfolgte eine Rückverlagerung des Perfusionsschlauches in die pharmakonfreie ACSF-Lösung. Auf Grund des noch vorhandenen Volumens in den Schläuchen, wurden die Schnitte in den folgenden 10 Minuten noch mit der Substanz durchflutet, bevor diese wieder ausgewaschen wurde. Dieses Vorgehen war bei allen pharmakologischen Versuchsansätzen identisch.

2.4. Datenauswertung

Herr Dr. Siegmund stellte Signal-Scriptfiles für die Auswertung der extrazellulär ermittelten Feldpotenzialamplituden zur Verfügung. In Abbildung 2.4. A ist die typische Form eines Feldpotenzials dargestellt, welches aus einem ab- und aufsteigenden Schenkel besteht, die beide in einem Maximum (**1, 3**) beginnen bzw. enden. Die Scriptfiles ermöglichten eine off- und online Datenermittlung und legten eine Tangente durch beide Maxima. Dabei wurde die Koordinate (**4**), die den Schnittpunkt der Tangente mit einer Senkrechten durch das Minimum (**1**) des Potenzials darstellte, als größter Potenzialausschlag gewertet. Die Feldpotenzialamplitude wurde danach nach der Formel [(4) – (2)] (in mV) berechnet, wobei die Ergebnisse auf Prozent normiert wurden.

Für die Kontrollmessungen erfolgte zusätzlich die Berechnung der Neigung oder auch der Steilheit des abfallenden Potenzialschenkels (Slope). Durch zwei von Herrn Dr. Siegmund erstellte Scriptfiles erfolgte eine Auswertung der gemittelten Daten offline unter Sichtkontrolle (Abb. 2.4. B). Die Ergebnisse bei Berechnung der Amplitude glichen den Werten bei Verwendung des Slopes, wobei letztere gegenüber Störrauschen anfälliger waren und die Schwankungsbreite der Feldpotenziale war vor allem bei intraamygdalärer Reizung stärker ausgeprägt als bei Amplitudenbestimmung. Wie auch andere Autoren feststellen konnten (Doyere et al. 2003) waren nicht alle Messungen mit dieser Methode zufriedenstellend auswertbar. So unterschieden sich die Anzahl der in der statistischen Analyse berücksichtigten Messungen bei beiden Verfahren. Aus diesen Gründen wurde für die weitere Analyse (Input-/Output-Kurve, Pharmakologie) die Berechnung der Feldpotenzialamplituden bevorzugt.

Die Ergebnisse der Berechnung der Feldpotenzialamplituden und der Input-/Output-Kurve wurden mit Hilfe des Tabellenkalkulationsprogramms Microsoft ® Excel weiterverarbeitet. Berechnet wurde die prozentuale Änderung der Feldpotenzialamplitude nach LTP-Induktion mit und ohne Pharmaka.

Material und Methodik
Datenauswertung

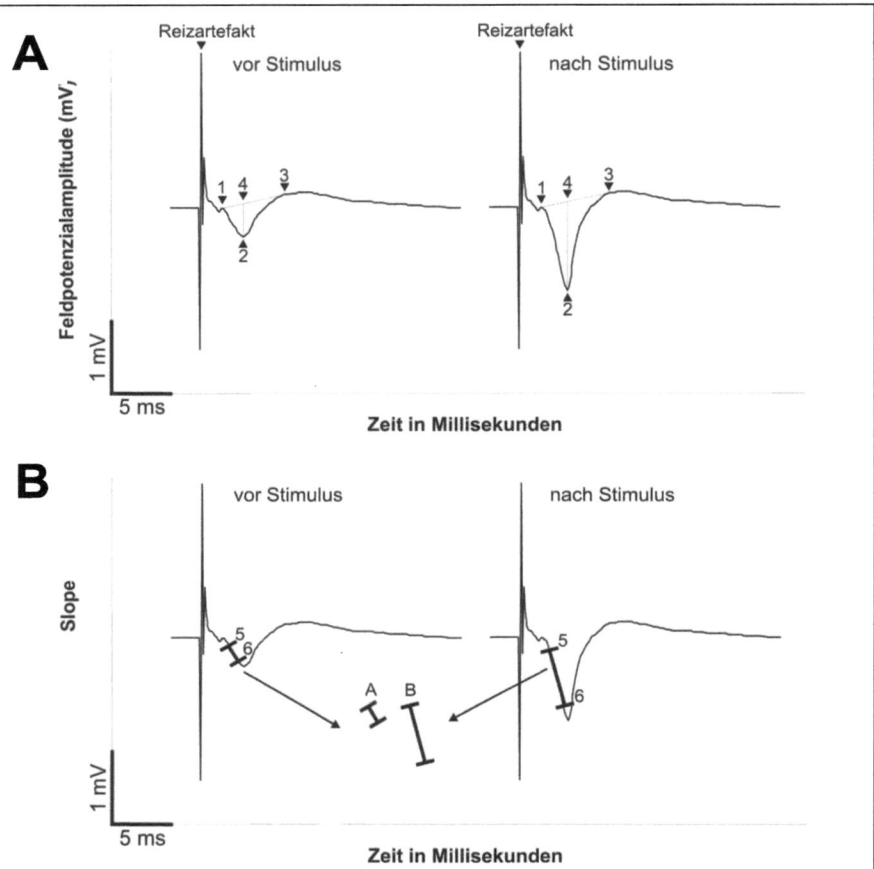

Abb. 2.4.: Darstellung eines typischen Feldpotenzials vor und nach Stimulus.
A: Berechnung der Feldpotenzialamplitude nach der Formel [(4) – (2)]. **1:** erstes Maximum, **2:** Minimum, **3:** zweites Maximum, **4:** Schnittpunkt einer Senkrechten durch das Minimum (2) mit einer Tangente durch die Maxima (1) und (3). **B:** Berechnung des „Slopes" A und B durch Anstiegsbestimmung des abfallenden Potenzialschenkels vor und nach Gabe des Stimulus. Hierbei wurden die ersten (5) und letzten (6) 20% des gemessenen Schenkels nicht berücksichtigt. Man fordert, dass die Gerade möglichst nahe bei den Stützpunkten vorbeiführen soll, da die Gerade normalerweise nicht alle Stützpunkte enthalten kann. Auf Grund des geringeren Rechenaufwands betrachtet man die Punktabstände von der Geraden in y-Richtung und fordert, dass die Summe der quadrierten Abstände möglichst klein sein soll. Durch das Quadrieren wird die Unterscheidung positiver und negativer Abstände erspart und große Abstände werden stärker gewichtet. Die Ergebnisse werden auf Prozent normiert.

2.5. Statistik

Grafiken, Mittelwert, Standardfehler und die statistischen Tests wurden anschließend mit dem Programm GraphPad Prism 5 © ermittelt bzw. durchgeführt. Den statistischen Berechnungen zur Wirkung der Pharmaka liegen Feldpotenzialamplituden der letzten zwölf Minuten vor Zugabe des jeweiligen Stimulus (HFS) zu Grunde, wobei für die statistische Ermittlung des Signifikanzniveaus jeweils die letzten vier Minuten der 60-minütigen LTP-Messung genommen wurden. Da die Normalverteilung bei den Stichproben der vorliegenden Experimente nicht gegeben war, wurden für die statische Analyse nichtparametrische Tests gewählt. Der Mann Whitney-Test wurde für die Betrachtung von zwei unabhängigen Stichproben genutzt (z.B. LTP unter Kontrollbedingungen vs. LTP unter pharmakologischen Einfluss). Als signifikante Änderung zwischen den Versuchsgruppen wurde $p < 0{,}05$ festgelegt (*). Alle Daten sind durch Mittelwert ± Standardfehler mit Angabe der Größe der Stichprobe (n = Anzahl der Hirnschnitte) repräsentiert.

3. Ergebnisse

3.1. Langzeitpotenzierung unter Kontrollbedingungen

3.1.1. Der horizontale Hirnschnitt

Zunächst wurde versucht, Langzeitpotenzierungen unter Kontrollbedingungen durch eine Hochfrequenzstimulation (HFS) durch Reizung der externen Kapsel (EC-Reizung) zu induzieren. Zur Stabilisierung wurde die basale synaptische Aktivität für 30 Minuten aufgenommen. Die Veränderung der Feldpotenzialamplitude nach HFS wurde anschließend für weitere 60 Minuten registriert (Kapitel 2.3.2.). Eine Stunde nach HFS wurde ein Mittelwert von 150,5 ± 5,5% [n = 10] bestimmt (Abb. 3.1.). Die hochfrequente Stimulation unter Kontrollbedingungen bewirkte eine Erhöhung der Feldpotenzialamplitudenwerte in der lateralen Amygdala um 50% und entsprach gemäß der Definition einer erfolgreichen Langzeitpotenzierung. Um methodenspezifische Ursachen für mögliche Unterschiede auszuschließen, wurde in der Folge darauf geachtet, dass an einem Tier sowohl Messungen ohne und mit Pharmaka stattfanden.

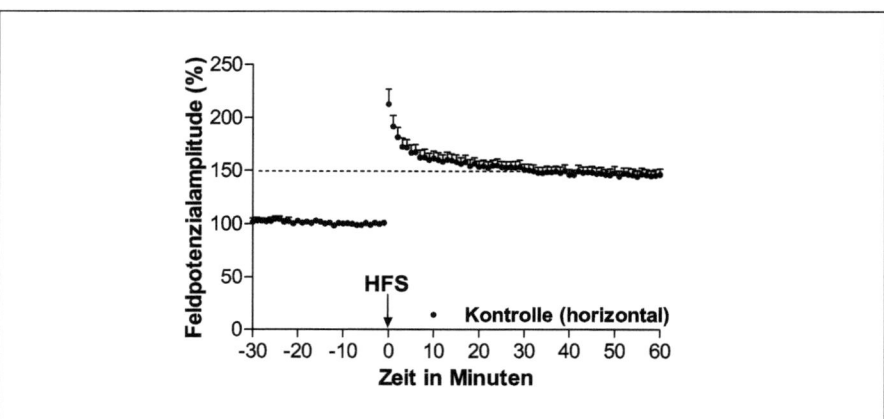

Abb. 3.1.: Langzeitpotenzierung im horizontalen Hirnschnitt.
Die Langzeitpotenzierung im horizontalen Hirnschnitt [n = 10] bei Kontrollmessungen.

Ergebnisse
Langzeitpotenzierung unter Kontrollbedingungen

3.1.2. Der coronale Hirnschnitt

Daten aus der Literatur zeigen, dass sich in coronalen und horizontalen Hirnschnitten die neuroanatomische Verschaltung unterscheidet (Kapitel 1.2.1.). Es existieren Befunde, wonach inhibitorische Mechanismen im coronalen Schnitt stärker ausgeprägt sind (Samson et al. 2003, Samson & Pare 2006), so dass im nächsten Schritt die LA-LTP der beiden unterschiedlichen Hirnschnittebenen unter Kontrollbedingungen miteinander verglichen wurden. Hierbei zeigte sich (Abb. 3.2.), dass die LA-LTP nach HFS-Stimulation im coronalen Hirnschnitt signifikant geringer ist (120,5 ± 3,2% [n = 8]) als im horizontalen Schnitt (150,5 ± 5,5% [n = 10]; $p < 0{,}05$). Es konnte damit erstmalig unter gleichen Ableitbedingungen bewiesen werden, dass die Stärke der LA-LTP bei coronaler Schnittrichtung signifikant geringer ist als in horizontalen Hirnschnitten, obwohl bei coronaler Schnittführung juvenile Mäuse verwendet wurden, bei denen plastische Änderungen leichter auslösbar sein müssten.

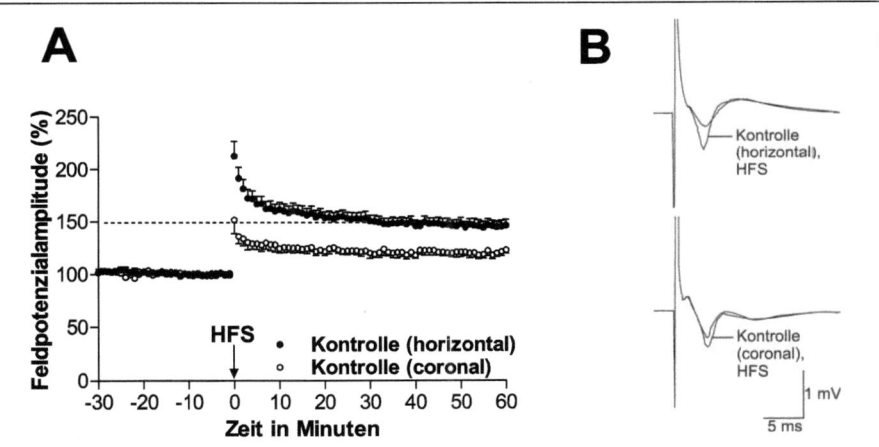

Abb. 3.2.: Vergleich der Langzeitpotenzierung im horizontalen und coronalen Hirnschnitt unter Kontrollbedingungen.
A: Vergleich der Langzeitpotenzierung im horizontalen [n = 10] und coronalen [n = 8] Hirnschnitt bei Kontrollmessungen. **B:** Exemplarische Darstellung eines Feldpotenzials unter Kontrollbedingungen im horizontalen und coronalen Schnitt vor und nach HFS.

Ergebnisse
Langzeitpotenzierung unter Kontrollbedingungen

3.1.3. Hemisphärendifferenz

In der Literatur wurden amygdaläre Asymmetrien bezüglich der Verteilung von Neurotransmitter (Andersen & Teicher 1999), des Blutflusses (Schneider et al. 1997) und auch bezüglich der Genese des Angstverhaltens beschrieben (Baker & Kim 2004). Auch die Erfahrungen der Arbeitsgruppe durch Untersuchungen an Wistar-Ratten (Schubert et al. 2005) ließen eine mögliche Hemisphärendifferenz bezüglich der LA-LTP im horizontalen Hirnschnitt unter Kontrollbedingungen vermuten. Die Kontrollmessungen zeigten (Abb. 3.3.), dass die LA-LTP der linken Hemisphäre (152,0 ± 6,7% [n = 11]) signifikant größer war als in der rechten (139,6 ± 4,5% [n = 14]; p < 0,05). Dieser Befund der Kontrollmessungen war Anlass, auch die folgenden Experimente auf mögliche hemisphärendifferente Unterschiede zu prüfen.

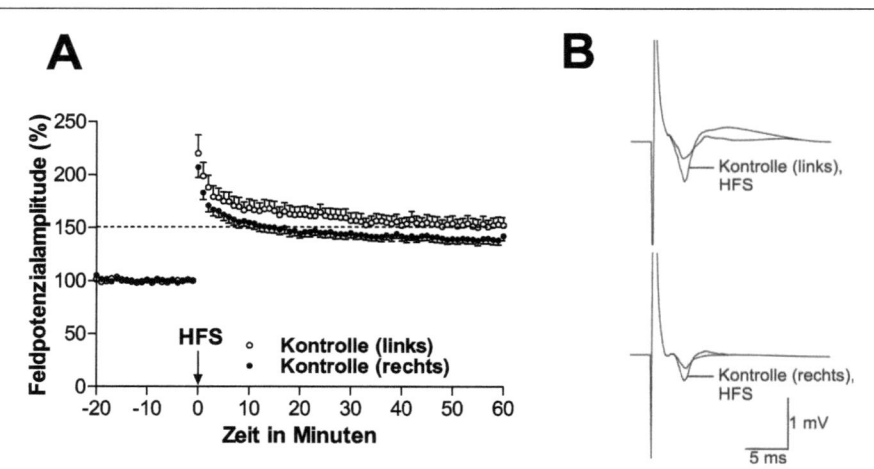

Abb. 3.3.: Hemisphärendifferenz der Langzeitpotenzierung bei Kontrollmessungen.
A: Vergleich der Langzeitpotenzierung in der rechten [n = 14] und linken [n = 11] Hemisphäre bei Kontrollmessungen. **B:** Exemplarische Darstellung eines Feldpotenzials unter Kontrollbedingungen der rechten und linken Hemisphäre vor und nach HFS.

Ergebnisse
Einfluss von Capsaicin auf die basale Aktivität und LTP

3.2. Einfluss von Capsaicin auf die basale Aktivität und LTP

Im weiteren Schritt der Untersuchung wurde in Anlehnung an aktuelle Studien aus dem Hippocampus eine Capsaicin-Konzentration von 1 µM als Ausgangswert festgelegt, wobei eine Erhöhung auf bis zu 10 µM als geeignet erschien (Gibson et al. 2008, Li et al. 2008).

3.2.1. Die Input-/Output-Kurve

Zunächst erfolgte die Prüfung des Einflusses von 1 µM und 10 µM Capsaicin auf die Input-/Output-Kurve. Für die Darstellung wurden nur solche Kurven verwendet, deren spätere LTP-Messungen bei der Analyse Verwendung fanden. Wie in Abbildung 3.4. zu sehen ist, unterschieden sich die Input-/Output-Kurven, welche nach Badapplikation von 1 µM [n = 9] oder 10 µM Capsaicin [n = 9] registriert wurden, nicht signifikant von den Kontrollmessungen [n = 9] ($p > 0{,}05$).

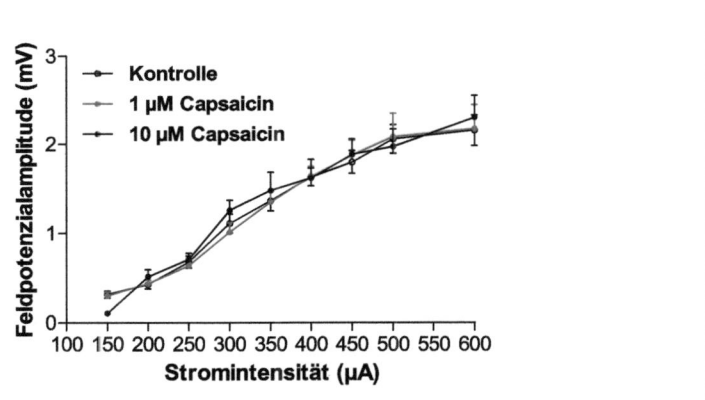

Abb. 3.4.: Einfluss von 1 µM und 10 µM Capsaicin auf die Input-/Output-Kurve. Aufzeichnung des Input-/Output-Verhaltens bei Kontrolle und bei 1 und 10 µM Capsaicin.

Ergebnisse
Einfluss von Capsaicin auf die basale Aktivität und LTP

3.2.2. Der horizontale Hirnschnitt

Nachdem im ersten Abschnitt erfolgreiche LA-LTP unter Kontrollbedingungen induziert werden konnten, die eine Hemisphärendifferenz zeigten, wurde im nächsten Schritt der Einfluss des TRPV1-Agonisten Capsaicin auf die LA-LTP untersucht (Abb. 3.5.). Hierbei erfolgte die Reizung der externen Kapsel im horizontalen Schnitt, wobei die LA-LTP unter 3 µM Capsaicin auf 118,8 ± 2,9% [n = 9] signifikant reduziert wurde (p < 0,05) verglichen mit der Kontrolle (150,5 ± 5,5% [n = 10]).

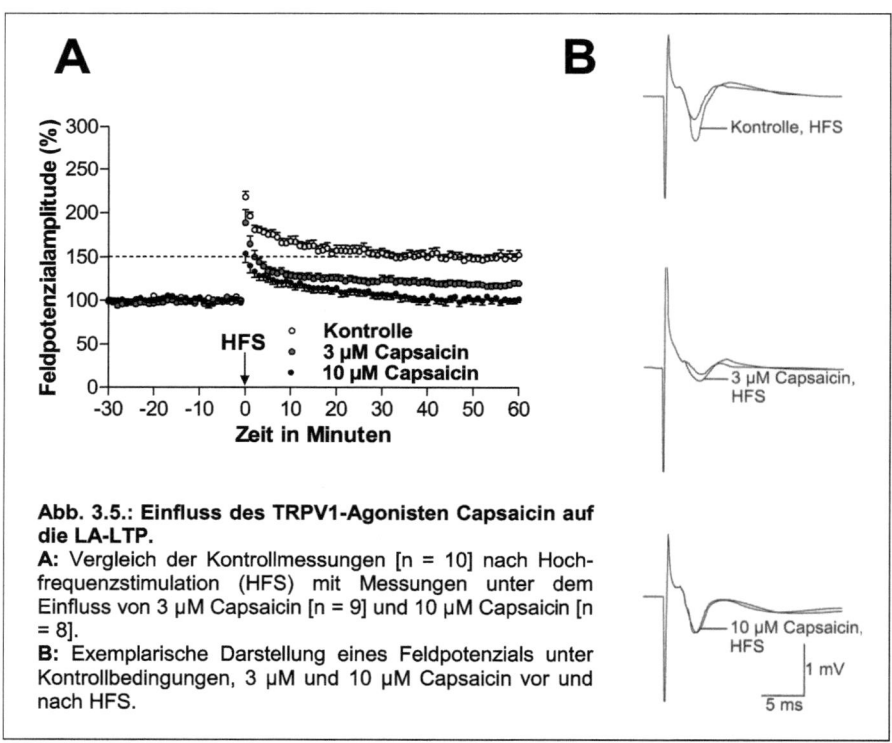

Abb. 3.5.: Einfluss des TRPV1-Agonisten Capsaicin auf die LA-LTP.
A: Vergleich der Kontrollmessungen [n = 10] nach Hochfrequenzstimulation (HFS) mit Messungen unter dem Einfluss von 3 µM Capsaicin [n = 9] und 10 µM Capsaicin [n = 8].
B: Exemplarische Darstellung eines Feldpotenzials unter Kontrollbedingungen, 3 µM und 10 µM Capsaicin vor und nach HFS.

Ergebnisse
Einfluss von Capsaicin auf die basale Aktivität und LTP

Ob die Erhöhung der Capsaicin-Konzentration eine noch stärkere Hemmung der LA-LTP bewirkt, wurde mit einer Konzentrationserhöhung auf 10 µM untersucht: Der Einfluss von 10 µM Capsaicin auf die LTP ergab eine LA-LTP von 101,2 ± 3,7% [n = 8] (Abb. 3.5.). Diese Hemmung der LTP war im Vergleich zur Kontrollmessung und zur Messung unter 1 µM Capsaicin jeweils signifikant geringer (Abb. 3.6., p < 0,05).

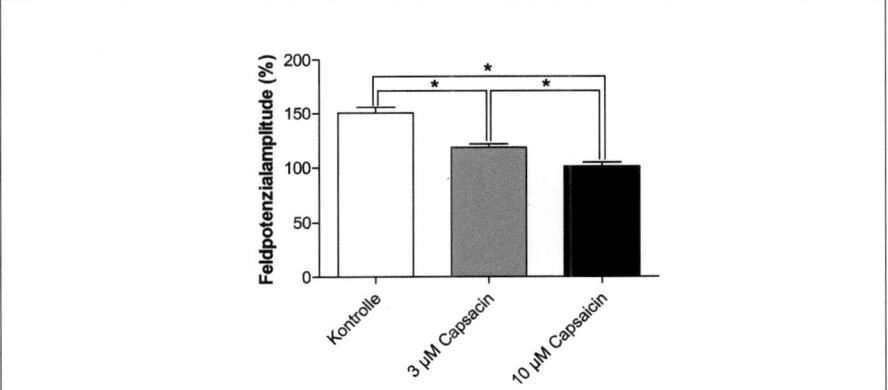

Abb. 3.6.: Einfluss von Capsaicin in den Konzentrationen 3 µM und 10 µM auf die HFS-induzierte LA-LTP.
Balkendiagramm der prozentualen Änderung der Feldpotenzialamplituden nach HFS unter Kontrollbedingungen und unter 3 bzw. 10 µM Capsaicin (* = signifikanter Unterschied p < 0,05 gegenüber der Kontrolle).

3.2.3. Der coronale Hirnschnitt

Nachdem Li et al. (2008) an coronalen Schnitten juveniler Ratten eine Capsaicin-vermittelte Verstärkung der hippocampalen LTP zeigen konnten, wurden im nächsten Schritt Experimente an coronalen Schnitten durchgeführt, um zu prüfen, ob in coronalen Hirnschnitten juveniler Mäuse (18 – 23 Tage) der hemmende Effekt von Capsaicin auf die LA-LTP reproduzierbar ist (Abb. 3.7.). Obwohl die LA-LTP im coronalen Hirnschnitt unter Kontrollbedingungen im Vergleich zu Messungen im horizontalen Schnitt per se reduziert war (Kontrolle: 120,5 ± 3,2% [n = 8]), inhibierte Capsaicin die LA-LTP auch in coronalen Schnitten signifikant (1 µM Capsaicin: 107,3 ± 3,5% [n = 7]; p < 0,05).

Ergebnisse
Einfluss von Capsaicin auf die basale Aktivität und LTP

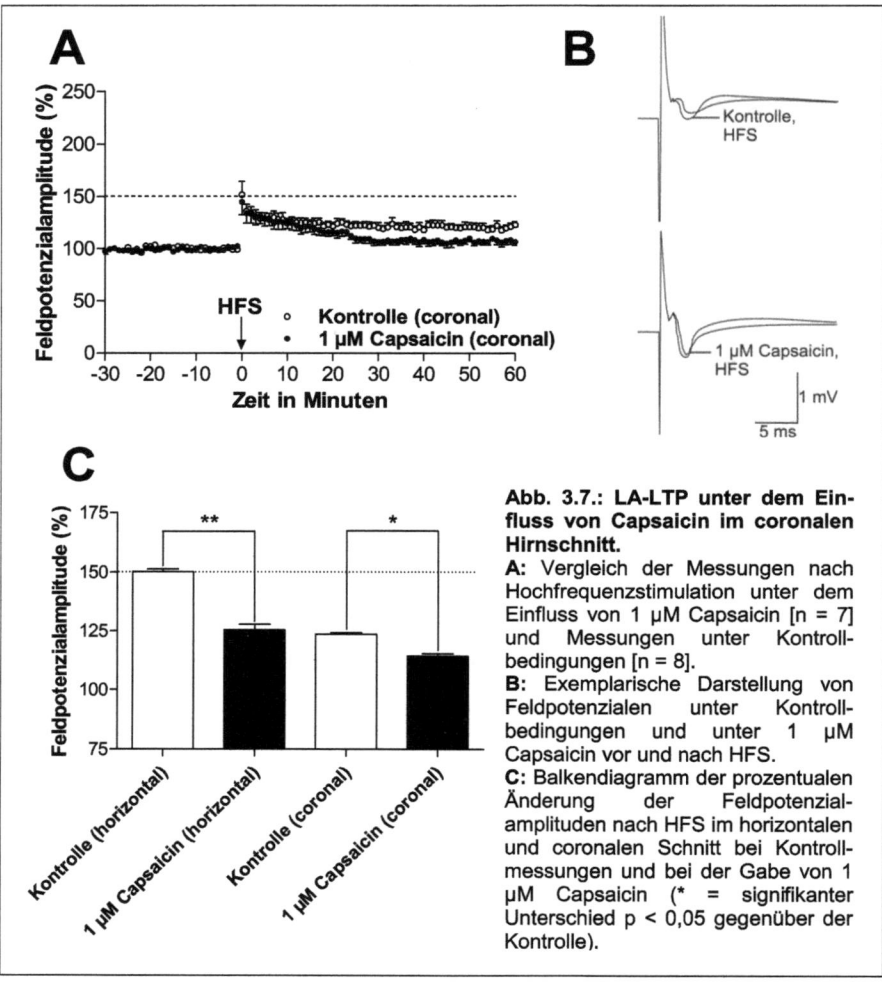

Abb. 3.7.: LA-LTP unter dem Einfluss von Capsaicin im coronalen Hirnschnitt.
A: Vergleich der Messungen nach Hochfrequenzstimulation unter dem Einfluss von 1 µM Capsaicin [n = 7] und Messungen unter Kontrollbedingungen [n = 8].
B: Exemplarische Darstellung von Feldpotenzialen unter Kontrollbedingungen und unter 1 µM Capsaicin vor und nach HFS.
C: Balkendiagramm der prozentualen Änderung der Feldpotenzialamplituden nach HFS im horizontalen und coronalen Schnitt bei Kontrollmessungen und bei der Gabe von 1 µM Capsaicin (* = signifikanter Unterschied $p < 0{,}05$ gegenüber der Kontrolle).

Nachdem ein hemmender Capsaicin-Einfluss auf die LA-LTP sowohl im horizontalen als auch im coronalen Hirnschnitt gezeigt werden konnte, sollte der Capsaicin-Effekt im Folgenden auf eine mögliche Hemisphärendifferenz, Inputspezifität, Geschlechts- und Altersabhängigkeit geprüft werden. In der Folge wurden die weiteren Experimente nur an horizontalen Hirnschnitten durchgeführt.

Ergebnisse
Einfluss von Capsaicin auf die basale Aktivität und LTP

3.2.4. Hemisphärendifferenz

Nachdem eine dosisabhängige Hemmung der LTP durch 3 µM und 10 µM Capsaicin nachgewiesen wurde und auch die LA-LTP unter Kontrollbedingungen heimsphärendifferent war (Kap. 3.1.3.), stellte sich die Frage einer eventuellen Hemisphärendifferenz des Capsaicin-vermittelten Effektes. Um den Effekt von Capsaicin auf die jeweils rechte und linke Hemisphäre zu überprüfen, wurde 1 µM Capsaicin eingewaschen (Abb. 3.8.). Es zeigte sich, dass Capsaicin die LA-LTP in der rechten Hemisphäre signifikant stärker inhibiert (102,2 ± 4,8% [n = 7]) als in der linken (125,7 ± 4,3% [n = 7]; $p < 0,05$).

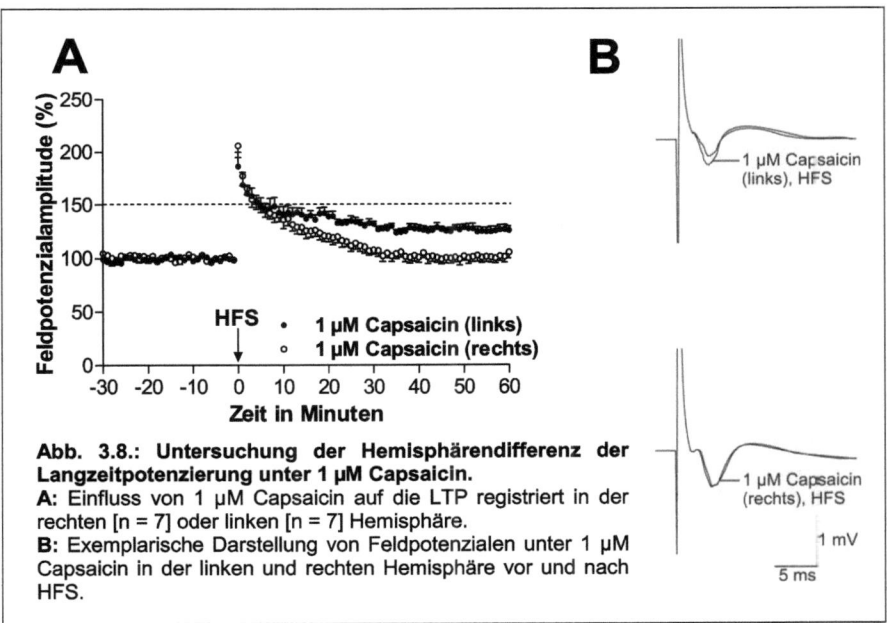

Abb. 3.8.: Untersuchung der Hemisphärendifferenz der Langzeitpotenzierung unter 1 µM Capsaicin.
A: Einfluss von 1 µM Capsaicin auf die LTP registriert in der rechten [n = 7] oder linken [n = 7] Hemisphäre.
B: Exemplarische Darstellung von Feldpotenzialen unter 1 µM Capsaicin in der linken und rechten Hemisphäre vor und nach HFS.

Beim Vergleich der Hemisphärendifferenz der Kontrollmessungen zeigte sich des Weiteren eine signifikante Verringerung ($p < 0,05$) der LTP auf der jeweiligen Hemisphäre bei Gabe von 1 µM Capsaicin (Abb. 3.9.). Die induzierten Langzeitpotenzierungen waren bei den Kontrollmessungen im Hemisphärenvergleich in der linken Hemisphäre signifikant größer, während der hemmende Effekt von Capsaicin auf die LTP in der linken verglichen mit der rechten Hemisphäre geringer war.

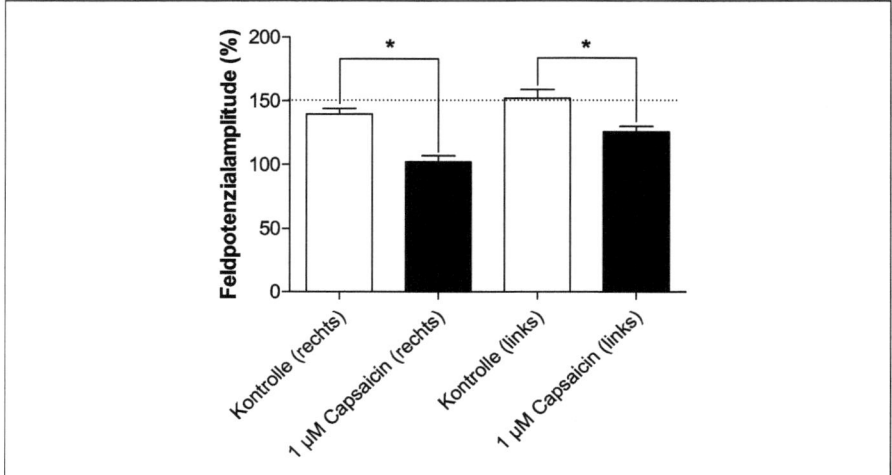

Abb. 3.9.: Zusammenfassendes Balkendiagramm zur Verdeutlichung der Hemisphärendifferenz der LA-LTP unter Kontrollbedingungen und bei Capsaicin-Gabe.
(* = signifikanter Unterschied p < 0,05 gegenüber der Kontrolle).

Ergebnisse
Einfluss von Capsaicin auf die basale Aktivität und LTP

3.2.5. Inputspezifität

Im nächsten Schritt wurde untersucht, ob der Capsaicin-Effekt auf die LA-LTP inputspezifisch ist. Nachdem eine Capsaicin-vermittelte Hemmung der LA-LTP bei EC-Reizung nachgewiesen wurde, sollte untersucht werden, ob Capsaicin die LA-LTP auch bei intranukleärer Reizung im horizontalen Schnittpräparat beeinflusst. Bei der intranukleären Stimulation (IN-Reizung) werden zusätzlich Afferenzen aus anderen Strukturen der Amygdala erfasst (Kapitel 1.2.1.). Es zeigte sich, dass die LA-LTP bei IN-Reizung unter Kontrollbedingungen (133,6 ± 2,5% [n = 6]) verglichen mit Messungen bei EC-Reizung (150,5 ± 5,5% [n = 10]) signifikant erniedrigt ist ($p < 0,05$). Wie in Abbildung 3.10. zu sehen ist, ist auch bei IN-Reizung die LA-LTP unter 1 µM Capsaicin im Vergleich zu den Kontrollmessungen signifikant erniedrigt (123,3 ± 6,9% [n = 6]; $p < 0,05$). Damit konnte gezeigt werden, dass Capsaicin sowohl bei EC-Reizung als auch bei intranukleärer Stimulation eine Hemmung der LA-LTP bewirkt. Somit ist der Capsaicin-Effekt nicht inputspezifisch.

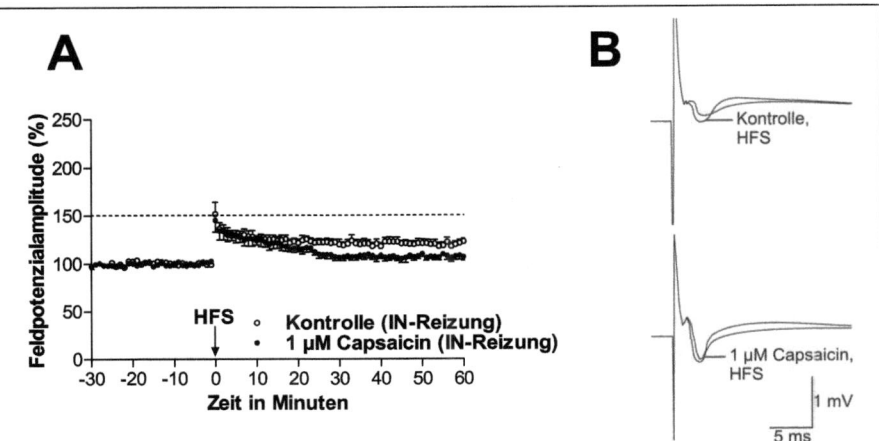

Abb. 3.10.: Langzeitpotenzierung unter dem Einfluss von Capsaicin bei IN-Reizung.
A: Vergleich der Langzeitpotenzierung nach HFS unter Kontrollbedingungen [n = 6] und unter 1 µM Capsaicin [n = 6]. **B:** Exemplarische Darstellung von Feldpotenzialen unter Kontrollbedingungen und unter 1 µM Capsaicin bei intranukleärer Reizung vor und nach HFS.

3.2.6. Geschlechtsabhängigkeit

Ob der Capsaicin-Effekt auf die LA-LTP geschlechtsabhängig ist, sollte im nächsten Schritt überprüft werden. Wie in Abbildung 3.11. zu sehen ist, zeigte die LTP-Hemmung im horizontalen Hirnschnitt bei intranukleärer Reizung unter 3 µM Capsaicin keine Geschlechtsabhängigkeit (männliche Mäuse: 118,7 ± 6,9% [n = 9] versus weibliche Mäuse: 120,1 ± 6,5% [n = 7]; $p > 0.05$).

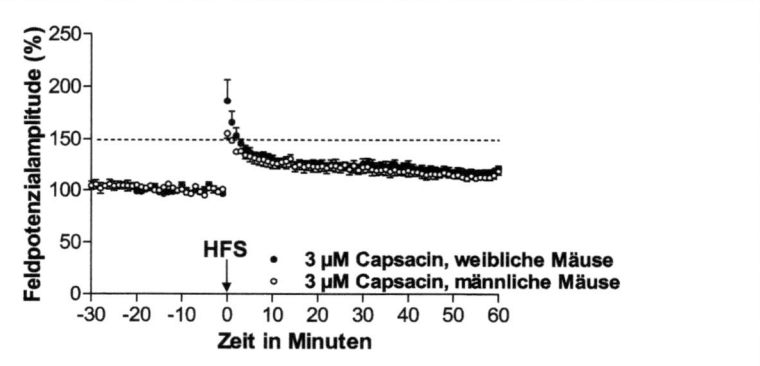

Abb. 3.11.: Geschlechtsabhängigkeit des Capsaicin-Effekts auf die LA-LTP. Vergleich der Langzeitpotenzierung bei weiblichen [n = 7] und männlichen Mäusen [n = 9] unter 3 µM Capsaicin bei intranukleärer Reizung.

3.2.7. Altersabhängigkeit

Der hemmende Capsaicin-Effekt auf die LA-LTP war sowohl bei 10 Woche alten Mäusen im horizontalen Hirnschnitt nachweisbar (Kapitel 3.2.2.) als auch bei 18 – 23 Tage alten Mäusen im coronalen Schnitt (Kapitel 3.2.3.). Im Folgenden sollte untersucht werden, ob dieser Einfluss auch bei 1 Jahr alten Mäusen nachweisbar ist. Diese Experimente wurden an NOS-Wildtyp-Mäusen durchgeführt. Hierbei zeigte sich, dass auch bei 1 Jahr alten Mäusen der inhibitorische Effekt von Capsaicin reproduziert werden konnte (Abb. 3.12.). Während bei den Kontrollmessungen eine EC-induzierte LA-LTP von 142,7 ± 4,6% [n = 8] gemessen wurde, konnte 10 µM Capsaicin die LTP auf 118,8 ± 3,3% [n = 8] signifikant verringern ($p <$

0,05). Der Capsaicin-Effekt war einerseits sowohl bei juvenilen als auch bei adulten Mäusen und andererseits auch an zwei unterschiedlichen Mäusestämmen (C57BL/6N, C57BL/6J) reproduzierbar. Somit ist der Capsaicin-Effekt auf die LA-LTP nicht altersabhängig. Auch hinsichtlich der Ableitungen ohne Capsaicin-Gabe konnte keine signifikante Altersabhängigkeit der LTP-Amplitude nachgewiesen werden.

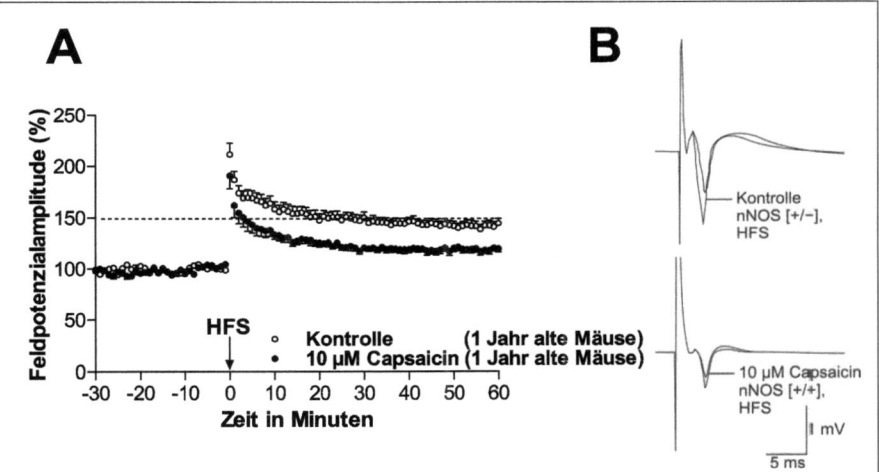

Abb. 3.12.: Langzeitpotenzierung unter dem Einfluss von 10 µM Capsaicin bei 1 Jahr alten Mäusen (nNOS-Wildtyp).
A: Vergleich der Messungen nach Hochfrequenzstimulation unter Kontrollbedingungen [n = 8] mit Messungen unter 10 µM [n = 8] Capsaicin. D: Exemplarische Darstellung von Feldpotenzialen unter Kontrollbedingungen und unter 10 µM Capsaicin bei nNOS-Wildtyp-Mäusen vor und nach HFS.

3.2.8. Rezeptorspezifität

Nachdem eine hemisphärendifferente, jedoch alters- und geschlechtsunabhängige Wirkung von Capsaicin auf die LA-LTP gezeigt werden konnte, war zu klären, ob dieser Effekt auf eine rezeptorspezifische Wirkung zurückzuführen war. Hierzu wurde der TRPV1-Antagonist Capsazepin gewählt (Kapitel 2.3.4.). Bei der Wahl der Capsazepin-Konzentration wurde sich an aktuelle Untersuchungen orientiert (Gibson et al. 2008) und eine Ausgangskonzentration von 10 µM festgelegt. Über 10 Minuten wurde erst der Antagonist allein und dann über 30

Minuten zusammen mit 1 µM Capsaicin eingewaschen (Kapitel 2.3.2.). Nach Koapplikation induzierte die hochfrequente Stimulation eine LTP, die signifikant größer als die unter Capsaicin allein war (1 µM Capsaicin: 113,3 ± 4,3 % versus 10 µM Capsazepin + 1 µM Capsaicin: 132,4 ± 5,0 %; $p < 0,05$). Somit konnte mit dieser Capsazepin-Konzentration nur eine partielle Blockierung des hemmenden Capsaicin-Effektes erreicht werden (Abb. 3.13.).

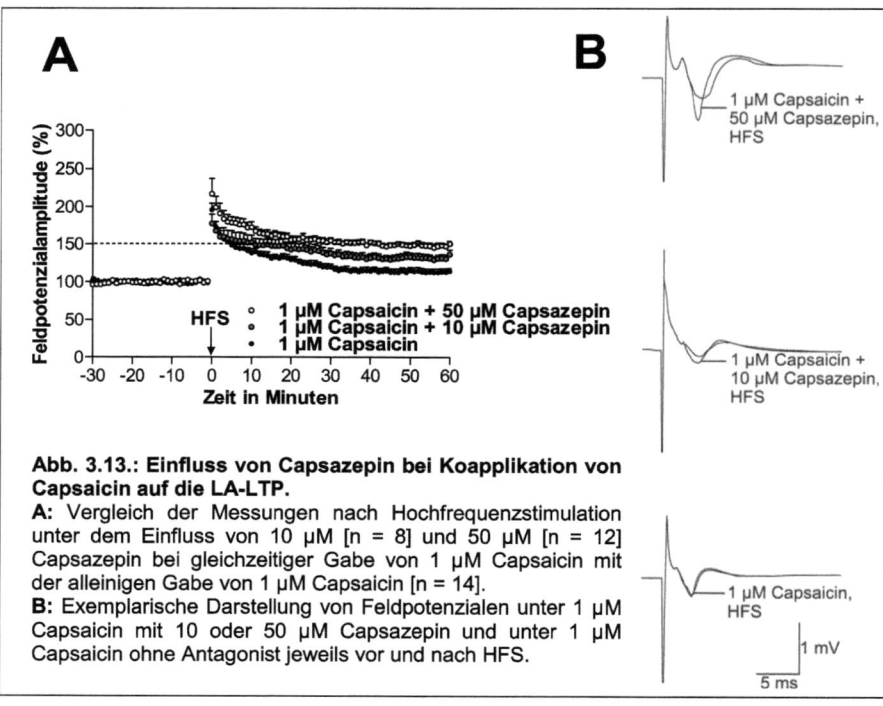

Abb. 3.13.: Einfluss von Capsazepin bei Koapplikation von Capsaicin auf die LA-LTP.
A: Vergleich der Messungen nach Hochfrequenzstimulation unter dem Einfluss von 10 µM [n = 8] und 50 µM [n = 12] Capsazepin bei gleichzeitiger Gabe von 1 µM Capsaicin mit der alleinigen Gabe von 1 µM Capsaicin [n = 14].
B: Exemplarische Darstellung von Feldpotenzialen unter 1 µM Capsaicin mit 10 oder 50 µM Capsazepin und unter 1 µM Capsaicin ohne Antagonist jeweils vor und nach HFS.

Ob der hemmende Effekt von 1 µM Capsaicin auf die LA-LTP durch eine noch höhere Capsazepin-Konzentration komplett blockiert werden kann, wurde im nächsten Schritt untersucht. Dazu wurde eine Capsazepin-Konzentration von 50 µM gewählt (Abb. 3.13.). Hierbei bewirkte 50 µM Capsazepin eine im Vergleich zur gleichzeitigen Gabe von 1 µM Capsaicin und 10 µM Capsazepin signifikant höhere LA-LTP von 148,4 ± 3,5% [n = 12] ($p < 0,05$), die sich auch signifikant von der LTP-Messung mit 1 µM Capsaicin unterschied ($p < 0,05$). Diese

Befunde zeigen, dass Capsazepin dosisabhängig den hemmenden Effekt von Capsaicin auf die LA-LTP signifikant blockierte (Abb. 3.13. A, Abb. 3.14.). Zwischen den Kontrollmessungen und der Koapplikation von Antagonist und Agonist konnten keine signifikanten Unterschiede gefunden werden.

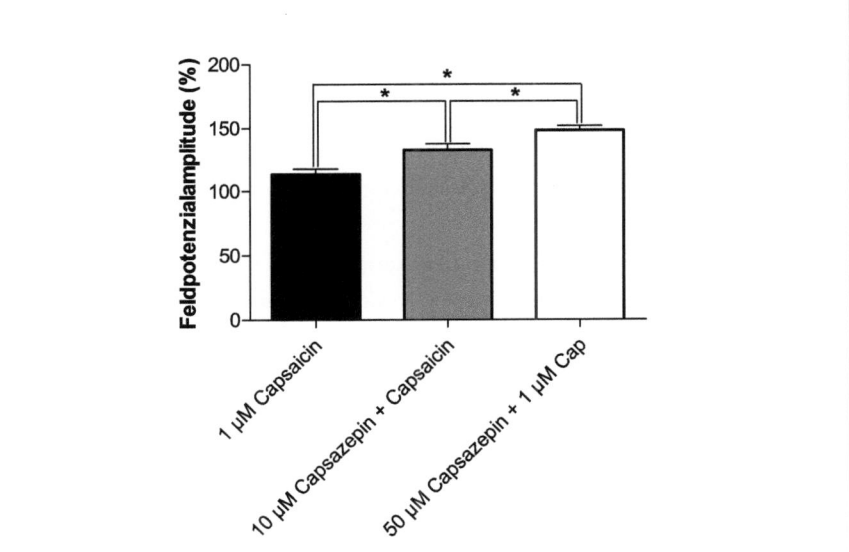

Abb. 3.14.: Prüfung auf Rezeptorspezifität der Capsaicin-vermittelten Hemmung.
Balkendiagramm der prozentualen Änderung der LA-LTP bei Koapplikation von 1 µM Capsaicin mit verschiedenen Capsazepin-Konzentrationen und 1 µM Capsaicin allein (* = signifikanter Unterschied p < 0,05 gegenüber der Capsaicin-Applikation allein).

3.3. Einfluss des GABA$_A$-Rezeptor-Antagonisten Gabazin

Nachdem ein hemmender Effekt von Capsaicin auf die Langzeitpotenzierung in der lateralen Amygdala gezeigt werden konnte und der TRPV1-Rezeptor als Angriffspunkt identifiziert werden konnte, sollte der mögliche Mechanismus der Capsaicin-induzierten LTP-Hemmung untersucht werden. Wie in Kapitel 1.3.3. beschrieben, bewirkt die Aktivierung des TRPV1-Rezeptors eine Depolarisation von Nervenzellen. Da Capsaicin in der lateralen Amygdala jedoch die LTP hemmt, wurde die Arbeitshypothese aufgestellt, dass Capsaicin möglicherweise GABAerge Interneurone aktivieren könnte. Diese Aktivierung könnte die Freisetzung des inhibitorischen Neurotransmitters GABA erhöhen (Kapitel 1.1.4.2.) und die Inhibition exzitatorischer Neurone verstärken. Auf diese Weise könnte damit die Capsaicin-induzierte LTP-Hemmung vermittelt werden.

Auf den exzitatorischen Neuronen der Amygdala wird der GABA$_A$-Rezeptor deutlich stärker exprimiert als der GABA$_B$-Rezeptor. Aus diesem Grund wurde im ersten Schritt der selektive GABA$_A$-Rezeptor-Antagonist Gabazin (SR95531) mit Capsaicin koappliziert. Es war zu erwarten, dass eine Gabazin-vermittelte Blockade der Inhibition die basale synaptische Aktivität und die Desynchronisation der Neurone erhöht. Deshalb wurde anfangs eine geringe Gabazin-Konzentration gewählt, die keine Beeinflussung der I/O-Kurve verursachte. Bei der Wahl der Gabazin-Konzentration wurde sich an früheren Untersuchungen der Arbeitsgruppe orientiert und eine Konzentration von 0,1 µM gewählt. Die dadurch ausgelöste partielle Blockierung der GABAergen Transmission führte zu einer Fazilitierung der LA-LTP (164,6 ± 5,7% [n = 10], Abb. 3.15. A). Beim Einwaschen von 0,1 µM Gabazin für 10 – 15 Minuten und daraufhin folgendem gleichzeitigen Einwaschen von 0,1 µM Gabazin und 1 µM Capsaicin wurde eine signifikante LTP-Verringerung auf 110,3 ± 2,3% [n = 7] gemessen ($p < 0,05$). Die Abbildung 3.15. C zeigt, dass sich bei einer Steigerung der Gabazin-Konzentration auf 0,2 µM die LA-LTP unter Kontrollbedingungen auf 151,7 ± 5,4% [n = 10] minderte und Capsaicin erneut die LA-LTP signifikant reduzierte (138,0 ± 5,3% [n = 7]; $p < 0,05$).

Ergebnisse
Einfluss des GABAA-Rezeptor-Antagonisten Gabazin

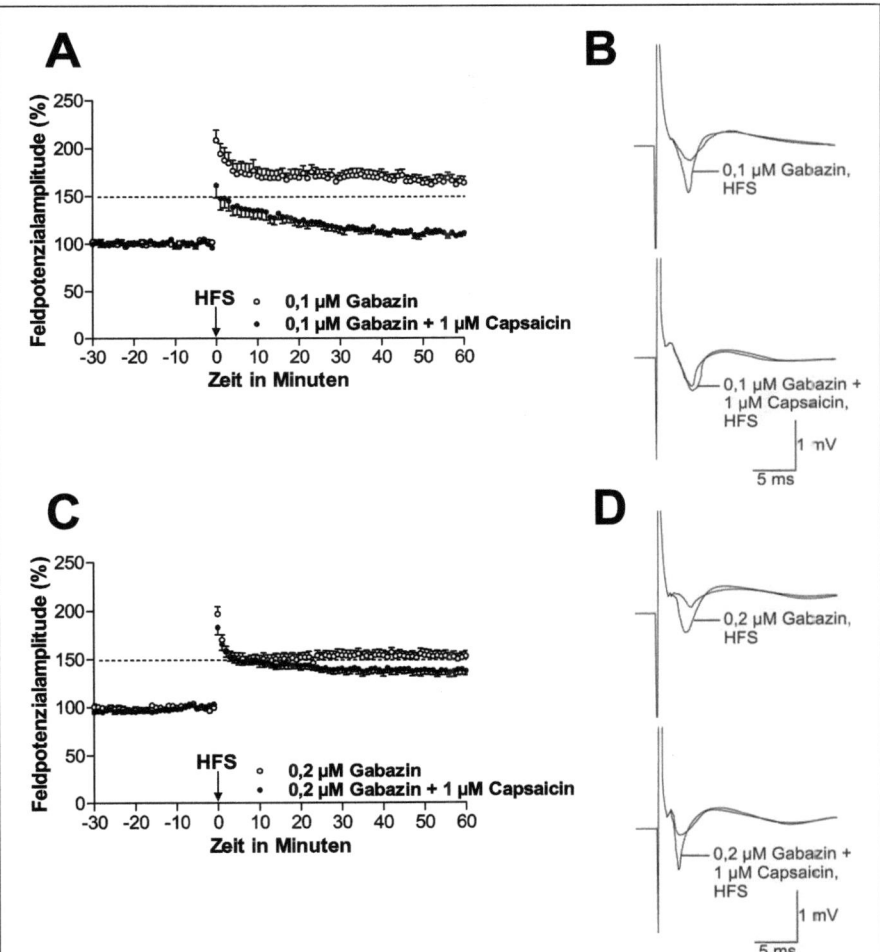

Abb. 3.15.: Langzeitpotenzierung unter dem Einfluss von Gabazin und Capsaicin.
A: Vergleich der Messungen nach Hochfrequenzstimulation unter dem Einfluss von 0,1 µM Gabazin [n = 10] mit Messungen bei Koapplikation von 0,1 µM Gabazin und 1 µM Capsaicin [n = 7]. **B:** Exemplarische Darstellung von Feldpotenzialen unter 0,1 µM Gabazin und unter 0,1 µM Gabazin und 1 µM Capsaicin vor und nach HFS. **C:** Vergleich der Messungen nach Hochfrequenzstimulation unter dem Einfluss von 0,2 µM Gabazin [n = 10] mit Messungen bei Koapplikation von 0,2 µM Gabazin und 1 µM Capsaicin [n = 7]. **D:** Exemplarische Darstellung von Feldpotenzialen unter 0,2 µM Gabazin und unter 0,2 µM Gabazin und 1 µM Capsaicin vor und nach HFS.

Ergebnisse
Einfluss des GABAA-Rezeptor-Antagonisten Gabazin

Wie man in Abbildung 3.16. erkennen kann, gab es keine signifikante Hemisphärendifferenz der LA-LTP unter 1 µM Capsaicin bei Koapplikation mit 0,1 µM oder 0,2 µM Gabazin ($p > 0,05$). Zu berücksichtigen ist hierbei aber die zur Verfügung stehende geringe Stichprobe.

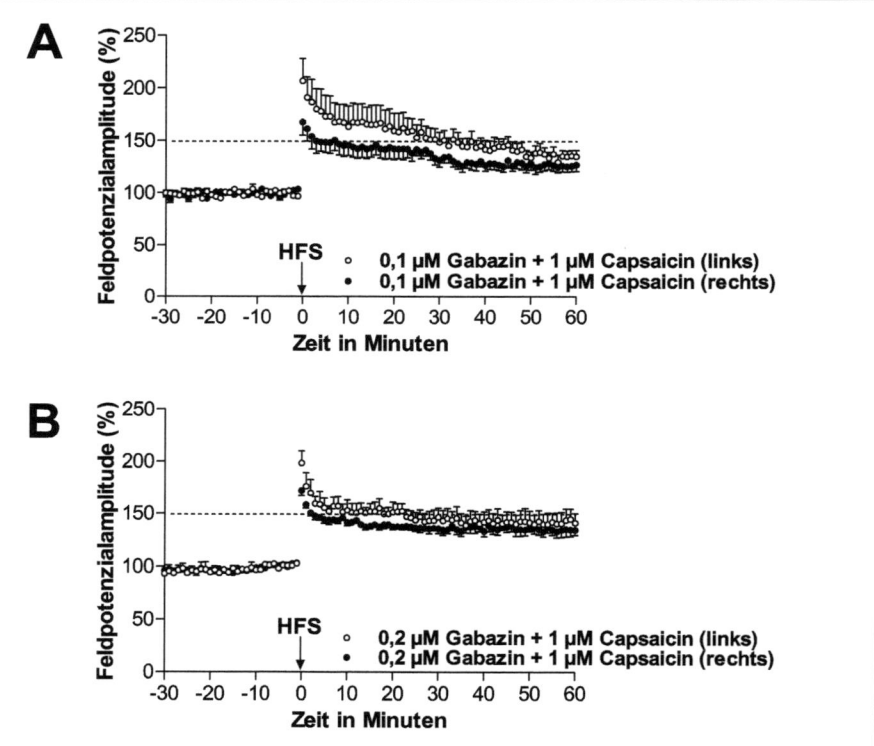

Abb. 3.16.: Untersuchung der Hemisphärendifferenz der LA-LTP bei Koapplikation von Gabazin und Capsaicin.
A: Einfluss von 1 µM Capsaicin und 0,1 µM Gabazin auf die LTP in der rechten [n = 5] und der linken [n = 5] Hemisphäre. **A:** Einfluss von 1 µM Capsaicin und 0,2 µM Gabazin auf die LTP in der rechten [n = 4] und linken [n = 4] Hemisphäre.

Ergebnisse
Einfluss des GABAA-Rezeptor-Antagonisten Gabazin

Diese Ergebnisse mit den unterschiedlichen Konzentrationen von Gabazin deuten auf eine additive Wirkung von Gabazin und Capsaicin hin und nicht auf eine Blockierung des Capsaicin-vermittelten Effektes durch partielle Blockierung des $GABA_A$-Rezeptors. Um eine komplette Blockierung der GABAergen Transmission zu erreichen ohne „epileptische" Schnitte zu erhalten, wurde die Kalzium- und Magnesium-Konzentrationen auf 3 mM erhöht, um die neuronale Erregbarkeit zu reduzieren. Dadurch wurde die Verwendung von höheren Gabazin-Konzentrationen möglich. Wie in Abbildung 3.17. zu sehen ist, war unter diesen Ableitbedingungen die LA-LTP unter 10 µM Gabazin auf 128,2 ± 5,6% [n = 10] deutlich reduziert, wobei 1 µM Capsaicin bei Koapplikation mit 10 µM Gabazin die LTP erneut signifikant auf 105,1 ± 3,5% [n = 10] ($p < 0,05$) inhibierte.

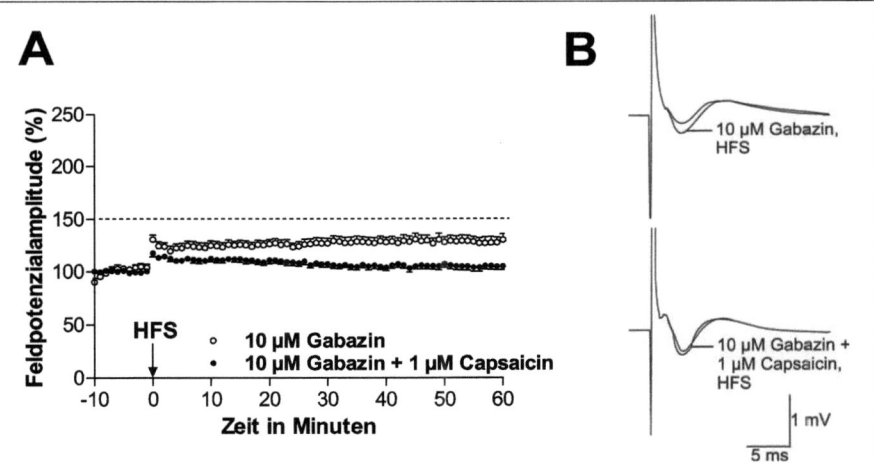

Abb. 3.17.: Langzeitpotenzierung unter dem Einfluss von Gabazin und Capsaicin unter hohen Kalzium- und Magnesium-Konzentrationen.
A: Vergleich der Langzeitpotenzierung unter hohen Kalzium- und Magnesium-Konzentrationen bei 10 µM Gabazin [n = 10] und bei Koapplikation von 10 µM Gabazin und 1 µM Capsaicin [n = 10]. **B:** Exemplarische Darstellung von Feldpotenzialen unter 10 µM Gabazin und unter 10 µM Gabazin und 1 µM Capsaicin vor und nach HFS.

3.4. Einfluss des GABA$_B$-Rezeptor-Antagonisten CGP55845

Da die mit Gabazin durchgeführten extrazellulären Messungen wie auch zusätzliche Patch-Clamp-Messungen durch Dr. Christine Gebhardt (Kapitel 4.3.2.) gegen eine Beteiligung des GABA$_A$-Rezeptors in der Capsaicin-vermittelten LA-LTP-Hemmung sprechen, wurde im nächsten Schritt eine mögliche Involvierung des GABA$_B$-Rezeptors analysiert. Die Messungen wurden erneut unter hohen Magnesium- und Kalzium-Konzentration (3 mM) durchgeführt, um neuronale Desynchronisation zu vermindern (Abb. 3.18.). Der GABA$_B$-Rezeptor-Blocker CGP (CGP55845, 1 µM) konnte die Capsaicin-induzierte LTP-Inhibition ebenfalls nicht aufheben (CGP: 144,4 ± 7,8% [n = 5] versus 114,6 ± 4,3% [n = 9]; p < 0,05).

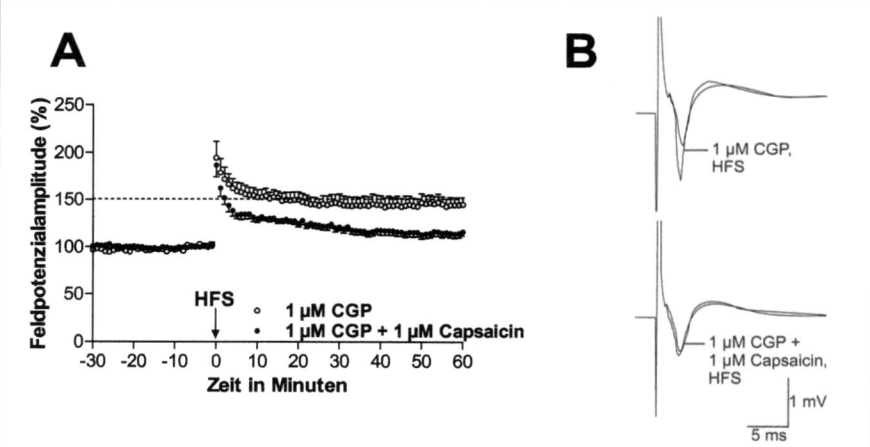

Abb. 3.18.: Langzeitpotenzierung unter dem Einfluss von CGP und Capsaicin bei erhöhten Kalzium- und Magnesium-Konzentrationen.
A: Vergleich der Messungen nach Hochfrequenzstimulation unter dem Einfluss von 1 µM CGP [n = 5] mit Messungen bei Koapplikation von 1 µM CGP und 1 µM Capsaicin [n = 9].
B: Exemplarische Darstellung von Feldpotenzialen unter 1 µM CGP und unter 1 µM CGP und 1 µM Capsaicin vor und nach HFS.

Die größere Amplitude der EC-induzierten LA-LTP unter kompletter Blockade des GABA$_B$-Rezeptors im Vergleich zur Blockade des GABA$_A$-Rezeptors zeigt, dass die Interpretation von extrazellulären Daten bei Hemmung der GABAergen Transmission schwierig ist, da die

Ergebnisse
Einfluss von Stickstoffmonoxid (NO)

unter Gabazin noch vorhandene Desynchronisation der Pyramidenzellen die Gesamtamplitude der Feldpotenziale reduziert.

Die bisherigen Ergebnisse deuten darauf hin, dass GABAerge Interneurone nicht in den Mechanismus der Capsaicin-vermittelten Veränderung der Plastizität involviert sind. Obwohl in der Literatur gezeigt werden konnte, dass extrazelluläres Kalzium und Magnesium den TRPV1-Rezeptor modulieren können, konnte keine Beeinflussung der Capsaicin-induzierten LTP-Hemmung durch Veränderung der extrazellulären Kationen-Konzentrationen nachgewiesen werden.

3.5. Einfluss von Stickstoffmonoxid (NO)

Im nächsten Schritt sollte geprüft werden, ob Änderungen der NO-Produktion die inhibierende Capsaicin-Wirkung auf die LA-LTP erklären könnte. Untersuchungen außerhalb des Gehirns konnten nämlich einen Zusammenhang zwischen der TRPV1- und der NOS-Aktivität zeigen (Cella et al. 2008). Es wurde der NO-Synthase-Inhibitor L-NAME genutzt, welcher sowohl die neuronale als auch die endotheliale NO-Synthase blockiert (Abb. 3.19.).

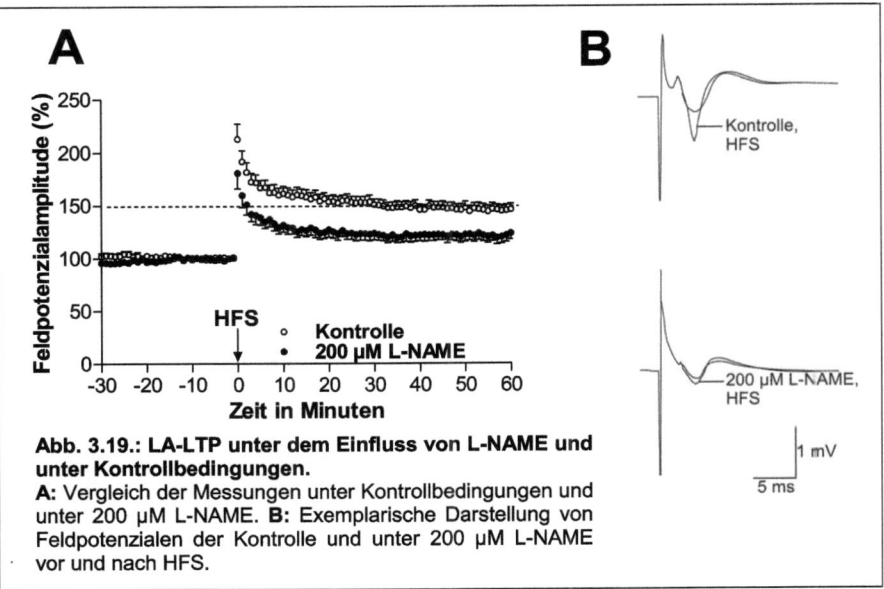

Abb. 3.19.: LA-LTP unter dem Einfluss von L-NAME und unter Kontrollbedingungen.
A: Vergleich der Messungen unter Kontrollbedingungen und unter 200 µM L-NAME. **B:** Exemplarische Darstellung von Feldpotenzialen der Kontrolle und unter 200 µM L-NAME vor und nach HFS.

Ergebnisse
Einfluss von Stickstoffmonoxid (NO)

Es konnte erstmalig gezeigt werden, dass im horizontalen Hirnschnitt verglichen mit Messungen unter Kontrollbedingungen (150,5 ± 5,5% [n = 10]) 200 µM L-NAME die LA-LTP signifikant reduziert (121,3 ± 5,9 [n = 8]; p < 0,05). Somit scheint NO an der EC-induzierten LA-LTP beteiligt zu sein.

Auch hier sollte die Prüfung auf eine mögliche Hemisphärendifferenz in der LA-LTP erfolgen (Abb. 3.20.). Hierbei zeigte sich in Kontrollmessungen, dass sich die LA-LTP unter 200 µM L-NAME in der linken Hemisphäre (124,3 ± 6,9 [n = 4]) nicht signifikant von der in der rechten (119,4 ± 8,9% [n = 6]) unterscheidet (p > 0,05).

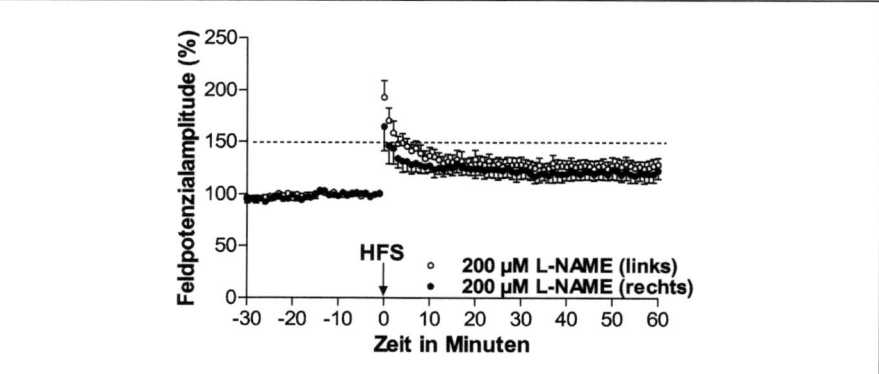

Abb. 3.20.: Untersuchung der Hemisphärendifferenz der LA-LTP unter L-NAME.
Einfluss von 200 µM L-NAME auf die LTP der rechten [n = 6] und linken [n = 4] Hemisphäre.

Da L-NAME sowohl die neuronale, als auch endotheliale NO-Synthase unspezifisch blockiert, wurde im nächsten Schritt die LA-LTP unter Kontrollbedingungen in Hirnschnitten von 1 Jahr alten nNOS-Knockout- und nNOS-Wildtyp-Mäusen miteinander verglichen (Abb. 3.21.). Dabei zeigte sich, dass sich die LA-LTP der nNOS-Wildtyp-Mäuse (142,7 ± 4,5% [n = 8]) nicht signifikant von denen der nNOS-Knockout-Mäuse (133,0 ± 7,4% [n = 10]) unterschied (p > 0,05). Der Vergleich der Kontrollmessungen unter 200 µM L-NAME (121,3 ± 5,9% [n = 8]) mit der LA-LTP der nNOS-Knockout-Mäuse (133,0 ± 7,4% [n = 10]) zeigte keinen signifikanten Unterschied (p > 0,05).

Ergebnisse
Einfluss von Stickstoffmonoxid (NO)

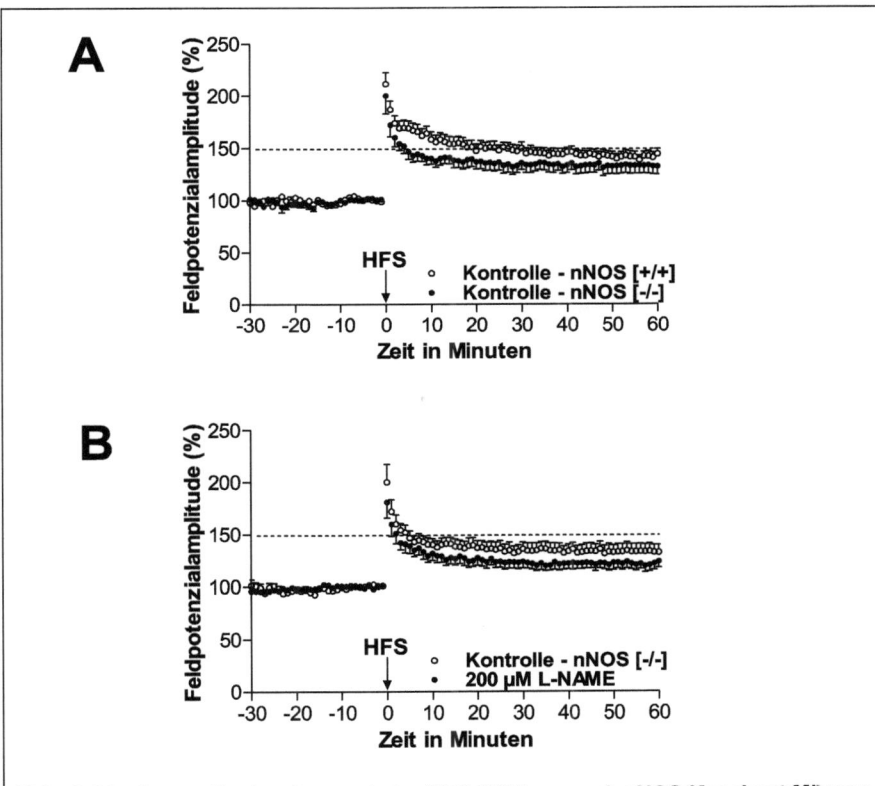

Abb. 3.21.: Langzeitpotenzierung bei nNOS-Wildtyp- und nNOS-Knockout-Mäusen unter Kontrollbedingungen und Vergleich der LA-LTP bei nNOS-Knockout-Mäusen mit Kontrollmäusen unter 200 µM L-NAME.
A: Vergleich der Messungen nach Hochfrequenzstimulation bei nNOS-Wildtyp-Mäusen [n = 8] mit Messungen bei nNOS-Knockout-Mäusen [n = 10]. **B:** Vergleich der Messungen von nNOS-Knockout-Mäusen unter Kontrollbedingungen [n = 10] mit Messungen von Kontrollmäusen unter 200 µM L-NAME [n = 8].

Nachdem gezeigt werden konnte, dass NO in der Ausbildung der LA-LTP beteiligt ist, sollte geprüft werden, inwieweit NO auch bei der Ausbildung der Capsaicin-vermittelten LTP-Hemmung involviert ist. Wie in Abbildung 3.22. erkennbar ist, blockierte die Perfusion mit L-NAME (200 µM) für 10 – 15 Minuten mit anschließender L-NAME- und 10 µM

Capsaicin-Perfusion die hemmende Capsaicin-Wirkung auf die LA-LTP signifikant (L-NAME: 121,3 ± 5,9% [n = 8] versus L-NAME + Capsaicin: 117,5 ± 3,5% [n = 12]; p > 0,05).

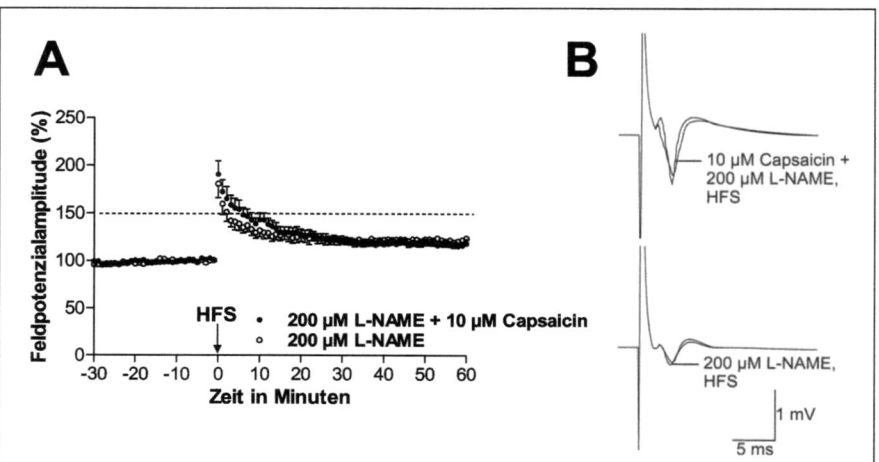

Abb. 3.22.: Langzeitpotenzierung unter dem Einfluss von 200 µM L-NAME.
A: Vergleich der Messungen nach Hochfrequenzstimulation unter dem Einfluss von 200 µM L-NAME und 10 µM Capsaicin [n = 12] mit Messungen unter 200 µM L-NAME [n = 8].
B: Exemplarische Darstellung von Feldpotenzialen unter 10 µM Capsaicin und 200 µM L-NAME und unter 200 µM L-NAME vor und nach HFS.

Die Abbildung 3.23. zeigt, dass sich dieser hemmende Capsaicin-Effekt auf die LA-LTP bei Koapplikation von 200 µM L-NAME und 10 µM Capsaicin in der linken (118,5 ± 6,5 [n = 6]) und rechten Hemisphäre (112,7 ± 5,1% [n = 6]) nicht signifikant voneinander unterschied (p > 0,05).

Ergebnisse
Einfluss von Stickstoffmonoxid (NO)

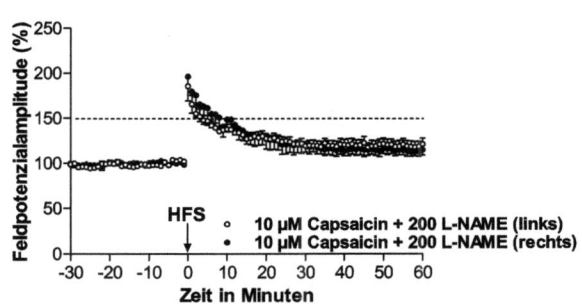

Abb. 3.23.: Einfluss von Capsaicin und L-NAME auf die LA-LTP der linken und rechten Hemisphäre.
Einfluss der Koapplikation 10 µM Capsaicin und 200 µM L-NAME auf die LA-LTP der linken [n = 6] und rechten [n = 6] Hemisphäre.

Wie in Kapitel 3.2.7. beschrieben wurde, war auch bei den nNOS-Wildtyp-Mäusen der inhibitorische Capsaicin-Effekt auf die LA-LTP reproduzierbar. In Abbildung 3.24. kann man sehen, dass der Capsaicin-Effekt (1 und 10 µM) auf die LA-LTP bei nNOS-Knockout-Mäusen nicht mehr nachweisbar war: Unter Kontrollbedingungen (133,0 ± 7,4% [n = 10]) unterschied sich die LTP nicht signifikant von den Messungen mit 1 µM (132,7 ± 4,6% [n = 6]) und 10 µM Capsaicin (138,6 ± 6,1% [n = 7]; $p > 0,05$).

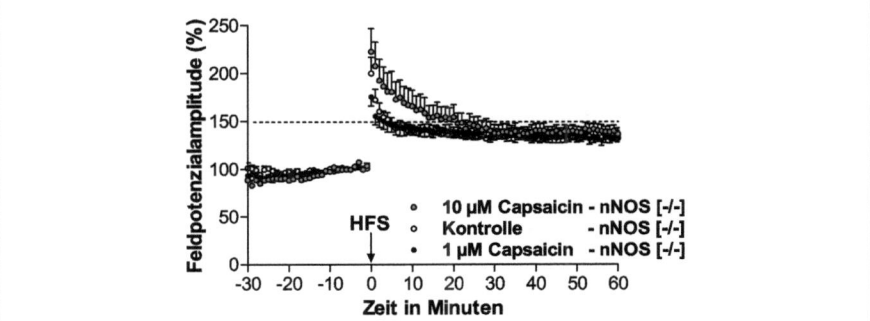

Abb. 3.24.: Langzeitpotenzierung unter dem Einfluss von Capsaicin bei nNOS-Knockout-Mäusen.
Vergleich der Messungen nach Hochfrequenzstimulation unter Kontrollbedingungen [n = 10] mit Messungen unter 1 µM [n = 6] und 10 µM [n = 7] Capsaicin.

Ergebnisse
Einfluss von Stickstoffmonoxid (NO)

Auffällig war der steile Anstieg der LA-LTP nach Einwaschen von 10 µM Capsaicin nach Induktion der LTP bei Fehlen der neuronalen NO-Synthase.

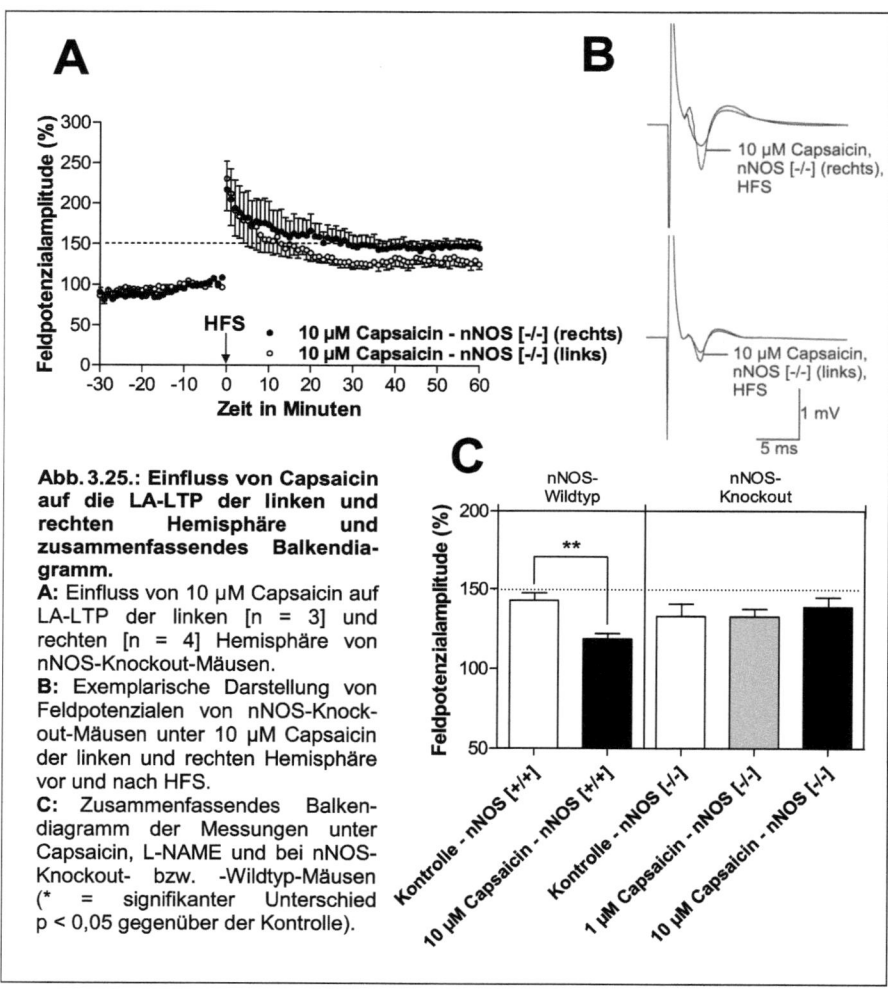

Abb. 3.25.: Einfluss von Capsaicin auf die LA-LTP der linken und rechten Hemisphäre und zusammenfassendes Balkendiagramm.
A: Einfluss von 10 µM Capsaicin auf LA-LTP der linken [n = 3] und rechten [n = 4] Hemisphäre von nNOS-Knockout-Mäusen.
B: Exemplarische Darstellung von Feldpotenzialen von nNOS-Knockout-Mäusen unter 10 µM Capsaicin der linken und rechten Hemisphäre vor und nach HFS.
C: Zusammenfassendes Balkendiagramm der Messungen unter Capsaicin, L-NAME und bei nNOS-Knockout- bzw. -Wildtyp-Mäusen (* = signifikanter Unterschied p < 0,05 gegenüber der Kontrolle).

Bei der Überprüfung auf eine mögliche Hemisphärendifferenz zeigte sich (Abb. 3.25.), dass die LA-LTP der nNOS-Knockout-Mäusen – bei einer geringen n-Zahl – unter 10 µM

Ergebnisse
Einfluss des CB1-Rezeptor-Antagonisten AM251

Capsaicin in der rechten (145,1 ± 7,8% [n = 4]) größer war als in der linken Hemisphäre (125,3 ± 5,8% [n = 3]).

3.6. Einfluss des CB1-Rezeptor-Antagonisten AM251

Untersuchungen außerhalb des Gehirns konnten zeigen, dass eine CB1-Aktivierung durch Anandamid die Aktivität der NO-Synthase verringert (Cella et al. 2008). Anandamid ist ein endogener Agonist, der sowohl zur Aktivierung des TRPV1- und CB1-Rezeptors führt. Zuerst wurde der Einfluss des CB1-Rezeptor-Antagonisten AM251 auf die LA-LTP untersucht (Abb. 3.26.).

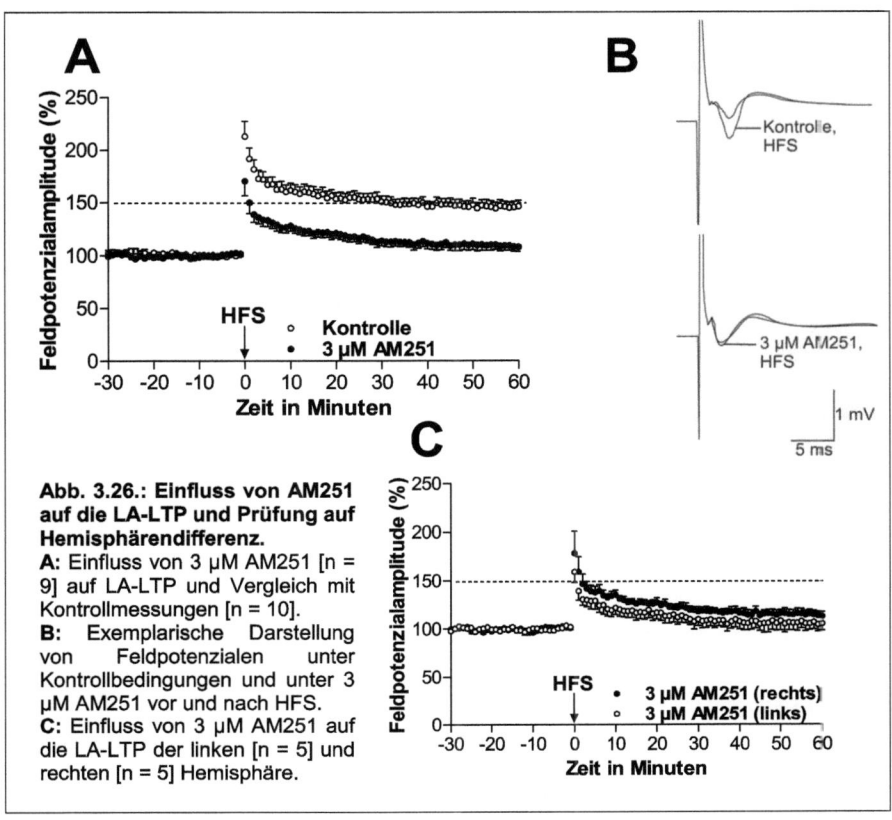

Abb. 3.26.: Einfluss von AM251 auf die LA-LTP und Prüfung auf Hemisphärendifferenz.
A: Einfluss von 3 µM AM251 [n = 9] auf LA-LTP und Vergleich mit Kontrollmessungen [n = 10].
B: Exemplarische Darstellung von Feldpotenzialen unter Kontrollbedingungen und unter 3 µM AM251 vor und nach HFS.
C: Einfluss von 3 µM AM251 auf die LA-LTP der linken [n = 5] und rechten [n = 5] Hemisphäre.

Ergebnisse
Einfluss des CB1-Rezeptor-Antagonisten AM251

Hierbei zeigte sich, dass sich die LA-LTP verglichen mit Messungen unter Kontrollbedingungen (150,5 ± 5,5% [n = 10]) durch die Gabe von 3 µM AM251 (108,8 ± 4,3% [n = 9]) signifikant reduziert wurde (p < 0,05). Die Abbildung 3.26. C zeigt, dass der hemmende Effekt von 3 µM AM251 in der rechten Hemisphäre (112,9 ± 4,5% [n = 5]) nicht signifikant größer war als in der linken (105,3 ± 6,8% [n = 5]; p > 0,05).

Im nächsten Schritt wurde untersucht, inwieweit der hemmende Capsaicin-Effekt auf die LA-LTP durch AM251 beeinflusst wird. Hierbei blockierte 3 µM AM251 bei Koapplikation mit 1 µM Capsaicin partiell den inhibitorischen Effekt auf die LA-LTP (Abb. 3.27.): Die LA-LTP war bei Koapplikation mit Capsaicin signifikant erhöht (126,8 ± 2,8% [n = 10]) verglichen mit der alleinigen Gabe von 3 µM AM251 (108,8 ± 4,3% [n = 9]; p < 0,05). Diese Ergebnisse deuten auf eine Beteiligung des CB1-Rezeptors an der Vermittlung der Capsaicin-induzierten Inhibition der LA-LTP hin, da keine additive Wirkung zu beobachten war.

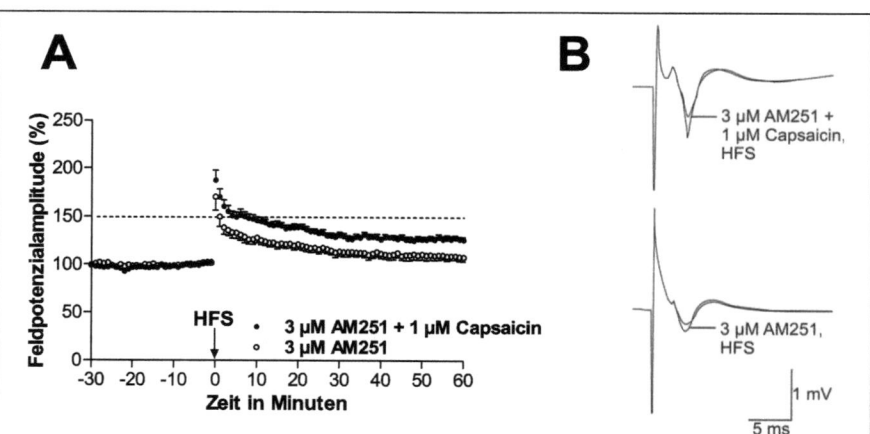

Abb. 3.27.: Langzeitpotenzierung unter dem Einfluss von AM251 und Capsaicin.
A: Vergleich der Messungen nach Hochfrequenzstimulation unter 3 µM AM251 [n = 9] mit Messungen bei Koapplikation von 3 µM AM251 und 1 µM Capsaicin [n = 10]. **B:** Exemplarische Darstellung von Feldpotenzialen bei Koapplikation von 3 µM AM251 und 1 µM Capsaicin und unter 3 µM AM251 vor und nach HFS.

Im letzten Schritt erfolgte die Überprüfung, ob der Einfluss auf die LA-LTP bei Koapplikation von 3 μM AM251 mit 1 μM Capsaicin einen Hemisphärenunterschied aufweist (Abb. 3.28.). Dabei zeigte sich, dass sich die LA-LTP unter diesen Bedingungen nicht signifikant in den Hemisphären unterschied (3 μM AM251 + 1 μM Capsaicin (links): 131,0 ± 6,2% [n = 4] versus 3 μM AM251 + 1 μM Capsaicin (rechts): 122,5 ± 2,6% [n = 6]; p > 0,05).

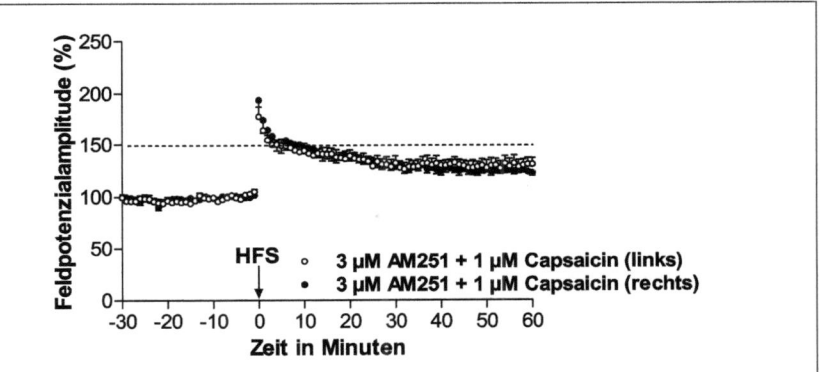

Abb. 3.28.: Einfluss von AM251 und Capsaicin auf die LTP in der linken und rechten Hemisphäre.
Einfluss der Koapplikation 3 μM AM251 und 1 μM Capsaicin auf die LA-LTP der linken [n = 4] und rechten [n = 6] Hemisphäre.

3.7. Zusammenfassung der Ergebnisse

Abbildung 3.29. soll abschließend die zentralen Ergebnisse in Form eines Balkendiagramms zusammenfassend darstellen. Capsaicin inhibierte die LA-LTP über Aktivierung des TRPV1-Rezeptors. Bei Koapplikation von Capsaicin mit L-NAME und auch bei nNOS-Knockout-Mäusen fehlte diese Hemmung. Bei gleichzeitiger Gabe von Capsaicin und AM251 wurde der inhibitorische Capsaicin-Effekt auf die LA-LTP reduziert, obwohl der CB1-Rezeptorantagonist selbst einen starken hemmenden Effekt auf die EC-induzierte LA-LTP hatte.

Ergebnisse
Zusammenfassung der Ergebnisse

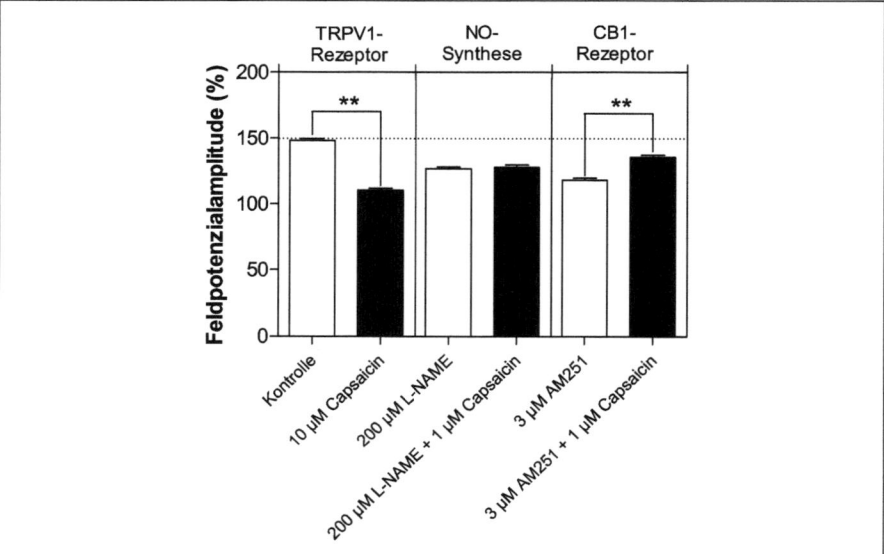

Abb. 3.29.: Zusammenfassendes Balkendiagramm der Messungen unter Capsaicin, L-NAME und AM251.
(* = signifikanter Unterschied $p < 0{,}05$)

4. Diskussion

4.1. Die basale synaptische Übertragung

Wie die Ergebnisse zeigen, konnten weder unter 1 µm noch unter 10 µM Capsaicin Veränderungen der Input-/Output-Kurve in der lateralen Amygdala nachgewiesen werden. Diese Konzentrationen von Capsaicin wurden auch im Rückenmark für ähnliche Untersuchungen verwendet (Yang et al. 1998, Kim et al. 2009). Allerdings liegen in der Literatur bislang keine Daten vor, welche die Modulation der Input-/Output-Kurve durch Capsaicin beschreiben. Diese Ergebnisse wurden durch Messungen der spontanen Freisetzung von Glutamat aus der präsynaptischen Endigung verifiziert. Hierzu wurden postsynaptische Ströme als weiterer Parameter für die basale synaptische Übertragung mittels Patch-Clamp-Ableitungen untersucht. In Zusammenarbeit mit Dr. Christine Gebhardt wurden Miniatur-Ströme an coronalen Hirnschnitten juveniler Mäuse (18 – 23 Tage) analysiert, die entstehen, wenn nach Blockade der schnellen Natrium-Kanäle bzw. der GABA-Rezeptoren der untersuchten Nervenzelle spontan synaptische Vesikel über Exozytose den Transmitter freisetzen. Bei den Ableitungen wurden isolierte GABAerge Ströme (miniature inhibitory postsynaptic currents, mIPSC) und glutamaterge Ströme (miniature excitatory postsynaptic currents, mEPSC) gemessen. Dazu wurden durch das Gift des Kugelfisches (Tetrodotoxin) spannungsabhängige Natrium-Kanäle blockiert, um Aktionspotenziale zu unterdrücken. Aufgrund von Änderungen der Amplitude und/oder der Frequenz kann man auf post- oder präsynaptische Wirkungen von Capsaicin schließen. Capsaicin (1 µM) hatte jedoch keinen signifikanten Einfluss auf die Frequenz und Amplitude der mIPSCs und der mEPSCs. In der lateralen Amygdala wird die basale synaptische Transmission somit nicht durch Capsaicin beeinflusst. Im Unterschied dazu erhöht Capsaicin im spinothalamischen Trakt des Rückenmarks die Frequenz von mEPSCs (Kim et al. 2009).

4.2. LA-LTP im horizontalen und coronalen Hirnschnitt

Neben der Prüfung eines Einflusses von Capsaicin auf die LA-LTP wurden in der vorliegenden Arbeit erstmalig EC-induzierte LTP in der lateralen Amygdala in horizontalen und coronalen Hirnschnitten unter gleichen Ableitbedingungen registriert und miteinander

Diskussion
LA-LTP im horizontalen und coronalen Hirnschnitt

verglichen. Wie in den Ergebnissen dargestellt, war die LA-LTP in coronalen Schnitten geringer ausgeprägt als in horizontalen. Dieses Ergebnis ist mit elektrophysiologischen Untersuchungen in Einklang zu bringen, wonach inhibitorische Mechanismen in horizontalen Hirnschnitten schwächer sind als in coronalen Schnitten (Samson et al. 2003, Samson & Pare 2006). Neuroanatomische Untersuchungen konnten ferner zeigen, dass im horizontalen Hirnschnitt bei EC-Reizung kortikale Fasern gereizt werden (von Bohlen und Halbach & Albrecht 2002), wohingegen im coronalen Hirnschnitt in der externen Kapsel größtenteils Afferenzen aus sensorischen Kortexarealen aktiviert werden (de Olmos et al. 1985).

Untersuchungen mittels des radioaktiv markierten TRPV1-Agonisten Resiniferatoxin konnten ein höheres TRPV1-Bindungsvermögen im ventralen Horn des Rückenmarks zeigen, während dies in der Amygdala schwächer ist (Szallasi et al. 1995, Acs et al. 1996, Szabo et al. 2002). In Kooperation mit Prof. Dr. Oliver von Bohlen und Halbach wurde immunhistochemisch die TRPV1-Lokalisation innerhalb der einzelnen amygdalären Regionen genauer analysiert. Dabei konnte überraschenderweise gezeigt werden, dass das TRPV1-Protein im lateralen Kern stärker exprimiert wird als im zentralen Kern. Ob diese TRPV1-Rezeptorkanäle in der lateralen Amygdala auch funktionell aktiv sind, sollte im nächsten Arbeitsschritt untersucht werden. Hierbei konnte erstmalig gezeigt werden, dass Capsaicin die LA-LTP dosisabhängig sowohl im horizontalen als auch coronalen Hirnschnitt inhibiert. Der Capsaicin-Effekt ist nicht altersabhängig, da Capsaicin die LA-LTP sowohl bei 18 – 23 Tage, 8 – 12 Wochen und auch 1 Jahr alten Mäusen hemmte. Unsere Ergebnisse zeigten darüber hinaus, dass der Capsaicin-Effekt nicht geschlechtsabhängig ist. Neben diesen Ergebnissen sollten im Folgenden zwei neuroanatomischen Fragen nachgegangen werden, ob der Capsaicin-Effekt a) hemisphärendifferent und b) bei Stimulation unterschiedlicher Afferenzen reproduzierbar ist.

In Kontrollmessungen konnte gezeigt werden, dass die Amplitude der LA-LTP in der linken Hemisphäre signifikant größer ist als in der rechten Hemisphäre. Solche Hemisphärendifferenzen konnten nicht in der CA1-Region des Hippocampus gefunden werden (Schubert et al. 2005). Es wurde im weiteren Schritt untersucht, ob auch der Capsaicin-Effekt hemisphärendifferent ist. Der hemmende Capsaicin-Effekt auf die LA-LTP war in der rechten Hemisphäre größer als in der linken. Bisher unveröffentlichte Befunde aus dem Labor konnten ebenfalls zeigen, dass auch bei nNOS-Knockout-Mäusen der Capsaicin-Effekt hemisphärendifferent ist. Asymmetrien in der rechten und linken Hemisphäre sind nicht ungewöhnlich und wurden schon in einer Vielzahl anderer Kontexte untersucht. Es gibt beispielsweise Asymmetrien bezüglich der Verteilung von Serotonin in der Amygdala (Andersen & Teicher 1999). Häufig ist beispielsweise auch der regionale Blutfluss innerhalb der Amygdala lateralisiert (Schneider et al. 1997, Baas et al. 2004). Läsionsstudien an Menschen wie auch an Tieren führten zu der Vermutung, dass der rechten Amygdala eine vorherrschende Rolle bezüglich der Genese des Angstverhaltens zuzuschreiben ist (Gazzaniga et al. 1977, LeDoux et al. 1977, Baker & Kim 2004).

Weiterhin wurde untersucht, ob der Capsaicin-Effekt auf die LA-LTP inputspezifisch ist. Bei der intranukleären Reizung werden – verglichen mit der EC-Reizung – Afferenzen auch aus anderen Amygdala-Kernen stimuliert. Die Befunde der vorliegenden Studie zeigen, dass Capsaicin sowohl bei intranukleärer als auch bei EC-Reizung eine Hemmung der LA-LTP bewirkte. Es liegt somit kein inputspezifischer Effekt vor, obwohl die beteiligten Mechanismen, die in die Induktion der LTP involviert sind, inputspezifisch differieren. Die LTP ist bei IN-Reizung nur von der Aktivität des NMDA-Rezeptors abhängig, wohingegen die Induktion der EC-LTP in der lateralen Amygdala vom NMDA-Rezeptor und L-Typ-Kalzium-Kanal abhängig ist (Drephal et al. 2006).

Zusammenfassend kann man schlussfolgern, dass Capsaicin einen Einfluss auf die synaptische Langzeitplastizität in der lateralen Amygdala nach tetanischer Stimulation hat. Erste Hinweise, dass der TRPV1-Rezeptor in plastischen Prozessen nicht nur im Rückenmark sondern auch in zentralen Strukturen des limbischen Systems involviert ist, stammen aus den letzten Jahren. Im Gegensatz zu unseren Befunden aus der lateralen Amygdala fazilitiert Capsaicin die LTP in der CA1-Region des Hippocampus (Li et al. 2008). Des Weiteren konnten Marsch et al. (2007) zeigen, dass Mäuse, bei denen durch genetische Manipulation das TRPV1-Gen inaktiviert wurde, eine verminderte hippocampale LTP aufweisen. Diese beiden Befunde wären mit der Hypothese in Einklang zu bringen, dass Capsaicin die LTP im Hippocampus verbessert. Im Folgenden soll beantwortet werden, worauf dieser scheinbar qualitative Unterschied des Capsaicin-Einflusses auf die synaptische Plastizität im Hippocampus und in der Amygdala beruhen könnte. Deshalb werden nachfolgend die methodischen Unterschiede der oben genannten Publikationen im Vergleich zur vorliegenden

Arbeit aufgezeigt, die als Ursache der divergierenden Capsaicin-Wirkung auf die Langzeitpotenzierung herangezogen werden können.

Bei der Untersuchung des TRPV1-Proteins ist von Bedeutung, dass der TRPV1-Rezeptor durch hohe Temperaturen im noxischen Bereich aktiviert wird (Cesare & McNaughton 1996, Reichling & Levine 1997). Um Befunde unter möglichst physiologischen Bedingungen zu erhalten, wurde bei den Experimenten der vorliegenden Arbeit der Hohlraum über eine Heizplatine auf 35 ± 1° Celsius beheizt. Dr. Gebhardt konnte unter den gleichen Temperaturen bei Capsaicin-Gabe eine Hemmung der LA-LTP mittels Patch-Clamp-Ableitungen nachweisen, während bei Raumtemperatur keine LTP induzierbar war (bisher unveröffentlichte Daten). Die Experimente von Marsch et al. (2007) über den Capsaicin-Einfluss auf die hippocampale LTP wurden jedoch bei Raumtemperatur durchgeführt. Insgesamt ist der Vergleich der Befunde aus der Amygdala und aus der CA1-Region des Hippocampus aufgrund des unterschiedlichen neuroanatomischen Aufbaus schwierig (z.B. Lamellierung des Hippocampus versus nicht lamellierter Aufbau der Amygdala). Da der TRPV1-Rezeptorkanal erst bei Temperaturen über 42 ° Celsius aktiviert wird, ist es eher unwahrscheinlich, dass die gewählten Temperaturen während der Experimente ursächlich für den Capsaicin-vermittelten Effekt auf die Langzeitpotenzierung sind.

In der vorliegenden Arbeit wurde zur Narkose der Maus vor Dekapitierung Äther benutzt, da eine Vorbehandlung mit Isofluran die Amplitude der LTP schwächer ausfallen lässt als nach Äther. Das übliche Narkotikum bei Capsaicin-Experimenten an Hirnschnitten ist jedoch Isofluran. Es existieren bislang keine Befunde, dass Äther den TRPV1-Rezeptor moduliert. Im Gegensatz dazu gibt es eine Vielzahl von Publikationen, die unter Isofluran eine Beeinflussung diverser Ionenkanäle belegen (Campagna et al. 2003). So konnte nachgewiesen werden, dass auch der TRPV1-Rezeptor durch Isofluran sensibilisiert wird (Cornett et al. 2008, Matta et al. 2008). Dieses Phänomen wurde beispielsweise im Rückenmark beobachtet (Harrison & Nau 2008). Auch in der lateralen Amygdala konnte unsere Arbeitsgruppe zeigen, dass Capsaicin nach tiefer kurzer Isofluran-Narkose überraschenderweise eine Verstärkung der LTP bewirkte (unveröffentlichte Daten). Es ist auch bekannt, dass Ethanol den TRPV1-Rezeptor sensibilisieren kann (Kapitel 1.3.5.). Unveröffentlichten Befunden der Arbeitsgruppe zufolge verstärkt Capsaicin die LA-LTP bei mit Ethanol (10 mM) vorbehandelten Hirnschnitten.

Da in einer Reihe von Untersuchungen Isofluran als Anästhetikum vor der Hirnentnahme zur Gewinnung von Hirnschnitten benutzt wurden, kann man deshalb vermuten, dass die Aussagen zum TRPV1 sich somit häufig auf Experimente mit dem sensibilisierten TRPV1-Rezeptor beziehen. Es ist deshalb notwendig, zwei verschiedene Erklärungsansätze bezüglich des Capsaicin-Einflusses auf die Langzeitpotenzierung heranzuziehen: a) unter Äther-Narkose und b) unter Isofluran-Narkose (Kapitel 4.5.). Nachfolgend soll jedoch zunächst geklärt werden, ob es sich bei dem Capsaicin-Einfluss um einen spezifischen Effekt handelt.

4.2.1. Rezeptorspezifität

Capsaicin beeinflusst die Langzeitpotenzierung der lateralen Amygdala, doch wird dieser Effekt auch über die Stimulation des TRPV1-Rezeptors vermittelt? Man kann spekulieren, dass im Falle einer unspezifischen Wirkung von Capsaicin auch die basale Aktivität beeinflusst werden könnte. Wie im Kapitel 4.1. diskutiert wurde, lässt Capsaicin jedoch die basale synaptische Transmission der lateralen Amygdala unbeeinflusst. Im Verlauf der experimentellen Arbeit wurde vermutet, dass Capsaicin spezifisch den TRPV1-Rezeptorkanal aktiviert. Um diese Hypothese zu verifizieren, wurde der TRPV1-Antagonist Capsazepin verwendet, da dieser im Vergleich zu Ruthenium Red spezifischer das TRPV1-Protein inhibiert. Ruthenium Red blockiert nicht nur den TRPV1-Rezeptor, sondern bindet schon bei geringeren Konzentration unspezifisch an eine Vielzahl von anderen Ionenkanälen. Des Weiteren blockiert Ruthenium Red intrazelluläre Kalzium-Transport-Prozesse und erhöht damit das intrazelluläre Kalzium (Rossi et al. 1973).

Capsazepin blockierte dosisabhängig die Capsaicin-Hemmung der LA-LTP und weiterführende Untersuchungen der Arbeitsgruppe zeigten, dass die Capsaicin-vermittelte Hemmung der LA-LTP in TRPV1-Knockout-Mäusen nicht reproduzierbar war. Diese Befunde bekräftigen die Hypothese eines TRPV1-spezifischen Effekts von Capsaicin. Obwohl Capsazepin spezifisch den TRPV1-Rezeptor blockiert, wird in der Literatur beschrieben, dass Capsazepin in bestimmten Ganglien des Nervensystems auch andere Kanäle beeinflussen kann. In sensorischen Nervenfasern (Hinterwurzelganglion) kann Capsazepin beispielsweise spannungsabhängige Kalzium-Kanäle blockieren (Docherty et al. 1997).

Diskussion
LA-LTP im horizontalen und coronalen Hirnschnitt

Obwohl die LA-LTP bei EC-Reizung im horizontalen Schnitt vom L-Typ-Kalzium-Kanal abhängig ist (Drephal et al. 2006), scheint eine Capsazepin-verursachte Blockierung dieser Kanäle aus folgendem Grund sehr unwahrscheinlich: In den Experimenten der vorliegenden Arbeit wurde nämlich gezeigt, dass Capsazepin die LA-LTP unter Capsaicin fazilitiert. Eine unspezifische Capsazepin-vermittelte Hemmung von Kalzium-Kanälen müsste demzufolge den gegenteiligen Effekt bewirken. In einer anderen Arbeite wird beschreiben, dass in den trigeminalen Ganglien Capsazepin den nikotinergen Acetylcholin-Rezeptor (nACh-Rezeptor) blockieren kann (Liu & Simon 1997). In der lateralen Amygdala erscheint jedoch die Blockierung dieses Rezeptors durch Capsazepin sehr unwahrscheinlich, da eine Aktivierung von nACh-Rezeptoren die LTP fazilitiert (Huang et al. 2008). Eine Blockierung dieses Rezeptors durch Capsazepin müsste demzufolge mit einer Verschlechterung der LA-LTP einhergehen. Zusammenfassend kann festgestellt werden, dass eine unspezifische Beeinflussung der oben genannten Kanäle zu einem, den in der vorliegenden Arbeit erhobenen Befunden, gegensätzlichen Effekt führen müsste. Man kann deshalb davon ausgehen, dass es sich bei der Capsaicin-vermittelte Hemmung der LA-LTP um einen rezeptorspezifischen Effekt handelt. Diese Annahme wird dadurch bekräftigt, dass auch in weiterführenden Untersuchungen der Arbeitsgruppe andere TRPV1-Antagonisten (z.B. AMG9810) fähig waren, die Capsaicin-vermittelten Änderungen der amygdalären Plastizität zu blockieren (unveröffentlichte Daten).

4.2.2. Bedeutung GABAerger Interneurone

Im Verlauf der experimentellen Arbeit stellte sich die Frage, wie aus einer – über die TRPV1-Aktivierung resultierenden – Depolarisation der Neurone eine Hemmung der Langzeitpotenzierung resultieren kann. Es wurde daraufhin die Arbeitshypothese aufgestellt, dass Capsaicin GABAerge Interneurone aktivieren und dadurch die Hemmung der Capsaicin-induzierten LA-LTP vermitteln könnte. Da eine Einbeziehung der GABAergen Transmission in Capsaicin-vermittelte Plastizitätsveränderungen in der Amygdala noch nicht untersucht wurde, wurden Befunde über den Capsaicin-Einfluss auf die GABA-Freisetzung im Rückenmark zur Analyse herangezogen. Die Ergebnisse sind jedoch widersprüchlich, da Capsaicin beispielsweise in den Neuronen der Lamina II die GABA-Freisetzung sowohl steigern als auch senken kann (Zhou et al. 2007).

Diskussion
LA-LTP im horizontalen und coronalen Hirnschnitt

In Kooperation mit Dr. Gebhardt wurden spontane postsynaptische Ströme (spontaneous postsynaptic currents, sPSC) abgeleitet. Im Gegensatz zu der Untersuchung der Miniatur-Ströme wurde hierbei Tetrodotoxin nicht eingewaschen, so dass auch die durch Aktionspotenziale evozierte Transmitterfreisetzungen gemessen werden. Im Unterschied zu den Daten, welche im Rückenmark (Substantia gelatinosa) der Ratte registriert wurden und eine Zunahme der sEPSC-Frequenz unter Capsaicin zeigen konnten (Yang et al. 1998), hatte Capsaicin (5 µM) bei den Messungen von Dr. Gebhardt in der lateralen Amygdala keinen signifikanten Einfluss auf die Frequenz und Amplitude von sEPSCs.

Um eine mögliche Rolle GABAerger Interneurone bezüglich des inhibitorischen Caspaicin-Effekts auf die LA-LTP zu klären, wurde der selektive $GABA_A$-Rezeptor-Antagonist Gabazin und Capsaicin koappliziert. Bedingt durch die extrazellulären Ableitungen wurden anfangs geringe Gabazin-Konzentrationen verwendet, um eine Desynchronisation der Neurone zu vermeiden. Da die Ergebnisse auf eine additive Wirkung von Capsaicin und Gabazin hinwiesen, wurden zusätzliche Experimente durchgeführt, die durch hohe Kalzium- und Magnesium-Konzentrationen die Erregbarkeit der Neurone reduzierten. Bei diesen Experimenten konnte keine LTP in der lateralen Amygdala ausgelöst werden. Hohe Gabazin-Konzentrationen führten dann dazu, dass die hochfrequente Reizung LTP induzierte. Allerdings verursachte Capsaicin auch bei 3 mM Ca^{2+}/Mg^{2+}-Konzentrationen eine Hemmung der LTP. Auch unter Blockade des $GABA_B$-Rezeptors durch CGP konnte die Capsaicin-induzierte Reduzierung der LTP nicht antagonisiert werden.

Die Experimente mit GABA-Rezeptor-Antagonisten zeigen, dass GABAerge Interneurone nicht in den Mechanismus der Capsaicin-vermittelten Veränderung der Plastizität involviert sind. Zusätzliche Patch-Clamp-Ableitungen von einzelnen Projektionszellen der lateralen Amygdala durch Dr. Gebhardt bestätigten diese Schlussfolgerung, da unter kompletter Blockade des $GABA_A$-Rezeptors Capsaicin in diesen Ableitungen ebenfalls eine Capsaicin-vermittelte Hemmung der LA-LTP verursachte (unveröffentlichte Daten).

4.3. Stickstoffmonoxid (NO)

Die Forschungen der letzten Jahre zeigen, dass NO eine wichtige Rolle in der neuronalen Plastizität in der Amygdala zu spielen scheint. NO kann durch drei unterschiedliche Enzyme synthetisiert werden: durch die neuronale (nNOS), die endotheliale (eNOS) und die induzierbare NO-Synthase (iNOS). Es ist bekannt, dass Projektionsneurone der lateralen Amygdala nNOS exprimieren (Schafe et al. 2005). In der medialen Amygdala erhöht Capsaicin die Expression der nNOS (Okere et al. 2000). Im horizontalen Schnitt ist der Einfluss von NO auf die LA-LTP bislang unklar geblieben. Frühere Ergebnisse aus unserem Labor ließen einen NO-Einfluss zumindest auf die LA-LTD vermuten, da der NO-Donor SNAP EC-induzierte LTD verursacht (Albrecht 2007). Aus diesem Grund sollte untersucht werden, ob NO die LA-LTP im horizontalen Schnitt beeinflusst.

Im Rahmen der vorliegenden Studie konnte erstmalig gezeigt werden, dass im horizontalen Schnitt durch die Hemmung der NO-Synthase mittels L-NAME die LA-LTP reduziert wird. Es konnte jedoch nicht hinreichend geklärt werden, welche unterschiedlichen Rollen die verschiedenen NOS-Subtypen spielen. Die Untersuchungen von Demas et al. (1999) zeigen, dass sich die eNOS an den amygdalären Blutgefäßen befindet und nicht in der neuronalen Population. Obwohl die eNOS in der CA1-Region des Hippocampus auch nur durch Gefäße exprimiert wird, ist das Enzym dennoch an Plastizitätsänderungen beteiligt. Um die Rolle der nNOS bei der Ausbildung der LA-LTP zu untersuchen, wurden die Stärke der LA-LTP eine Stunde nach HFS von nNOS-Knockout- und nNOS-Wildtyp-Mäusen unter Kontrollbedingungen miteinander verglichen. Die EC-induzierte hochfrequente Reizung verursachte bei den nNOS-defizienten Mäusen zwar eine geringere, aber nicht signifikante Reduzierung der LA-LTP im Vergleich zum Wildtyp. Diese Ergebnisse könnten auf eine geringe Beteiligung der nNOS an Plastizitätsänderungen in der Amygdala hinweisen. Ähnliche Befunde zu nNOS-Knockout wurden auch in der CA1-Region des Hippocampus erhoben (O'Dell et al. 1994). Jedoch sollte Folgendes berücksichtigt werden:

1. Bei der Untersuchung des Einflusses von Stickstoffmonoxid wurden Experimente mit L-NAME an 8 – 12 Wochen alten Tieren durchgeführt, während die nNOS-Knockout- und nNOS-Wildtyp-Mäuse ein Jahr alt waren. Bei den jüngeren Mäusen wurde die LA-

Diskussion
Stickstoffmonoxid (NO)

LTP durch NOS-Inhibition gehemmt, während sich die LA-LTP bei den nNOS-Mäusen nicht signifikant unterschied. Dieses Ergebnis ähnelt Befunden aus der CA1-Region des Hippocampus, wo die LTP durch Inhibition der NO-Synthase in juvenilen Ratten gehemmt wird, während in adulten Tieren keine Änderung der LTP resultiert (Williams et al. 1993). Colas et al. (2008) konnten zeigen, dass nicht nur die Expression von nNOS im Hippocampus im Alter abnimmt (Vergleich von 2 Monate alten und 1 Jahr alten Tieren), sondern dass auch die nNOS-Aktivität im Alter verringert ist. Immunhistochemisch konnte gezeigt werden, dass die Anzahl nNOS-exprimierender Nervenzellen in fast allen Abschnitten der Amygdala in adulten im Vergleich zu den juvenilen Tieren reduziert ist (Joo et al. 2004). Zusammenfassend scheint die NO-Produktion in der Amygdala altersabhängigen Veränderungen zu unterliegen und der Einfluss von nNOS bei der Ausbildung der LA-LTP altersabhängig abzunehmen.

2. Selbst bei nNOS-Knockout-Mäusen sind noch Splice-Varianten der nNOS nachweisbar und somit ist keine vollständige Inaktivierung der neuronalen NO-Synthase gewährleistet (Eliasson et al. 1997).

Wenn man davon ausgeht, dass die Rolle der nNOS bei der Ausbildung der LA-LTP eventuell geringer sein könnte als angenommen, dann könnte die endotheliale NOS ein weiterer möglicher Kandidat sein, der in den Mechanismen der Ausbildung der LA-LTP involviert ist. L-NAME blockiert unspezifisch die neuronale und endotheliale NOS, während bei nNOS-Knockout-Mäusen die eNOS weiterhin exprimiert wird. Dass die LA-LTP unter L-NAME gehemmt wurde, könnte für eine Rolle der eNOS in der Ausbildung der LA-LTP sprechen. Diese Befunde decken sich mit Untersuchungen aus dem Hippocampus. Dort konnten nämlich Hopper und Garthwaite (2006) zeigen, dass die Inhibition der eNOS ebenfalls mit einer Verringerung der LTP einhergeht. Man kann sich vorstellen, dass eine Kommunikation zwischen den Endothelzellen und Neuronen über das durch die eNOS gebildete NO bestehen könnte. Versucht man nun den in der vorliegenden Studie beschriebenen L-NAME-Einfluss auf die LA-LTP mit Ergebnissen aus in-vivo-Untersuchungen zu vergleichen, so kann auch bei Pawlowscher Angstkonditionierung die NO-Produktion steigen (Izquierdo et al. 2006).

Diskussion
Stickstoffmonoxid (NO)

Es ist bislang nicht hinreichend geklärt, ob sich der Einfluss von NO auf die LA-LTP abhängig von der Stimulation unterschiedlicher Afferenzen unterscheidet. Schafe und Mitarbeiter (2005) zeigten, dass die LA-LTP bei thalamischem Input zur lateralen Amygdala durch NOS-Inhibitoren gehemmt wird. Im Gegensatz dazu wurden bei den von uns durchgeführten Experimenten zur Untersuchung des NO-Einflusses auf die LA-LTP horizontale Hirnschnitte genutzt und kortikale Fasern durch EC-Reizung stimuliert. Als einen wichtigen Signalweg, durch welchen NO seine Wirkung vermittelt, wird der cGMP/cGK-Signalweg angesehen. Paul et al. (2008) konnten bei cGKI-Knockout-Mäuse eine reduzierte LTP in der lateralen Amygdala sowohl bei thalamischem als auch bei kortikalem Input nachweisen. Diese Daten unterstützen unsere Befunde, wonach NO zumindest bei juvenilen Mäusen eine wichtige Rolle für die Ausbildung der LA-LTP auch bei Reizung kortikaler Fasern zu spielen scheint.

Interessanterweise konnte außerhalb des Gehirns gezeigt werden, dass Capsaicin die NO-Produktion steigern kann (Cella et al. 2008). Capsazepin war in der Lage, diesen Effekt zu blockieren. Aus diesem Grund wurde untersucht, ob Änderungen der NO-Produktion verantwortlich für die Capsaicin-vermittelte Hemmung der LA-LTP sein könnten. Es konnte gezeigt werden, dass der NOS-Inhibitor L-NAME die Capsaicin-vermittelte LA-LTP-Hemmung blockierte. Somit scheint NO in der Vermittlung des Capsaicin-Effekts auf die LA-LTP involviert zu sein. Generell konnten die Messungen der vorliegenden Studie unter L-NAME die Frage nicht hinreichend beantworten, ob der Capsaicin-Effekt über die Aktivität der nNOS oder eNOS realisiert wird. Da der Capsaicin-vermittelte Effekt in nNOS-Knockout-Mäusen fehlte, wohingegen im nNOS-Wildtyp der suppressive Capsaicin-Einfluss reproduzierbar war, kann geschlussfolgert werden, dass bei der Capsaicin-vermittelten LTP-Hemmung die neuronale NOS eine Rolle zu spielen scheint. Ausgehend von den in dieser Studie erzielten Ergebnissen kann man vermuten, dass eine Capsaicin-vermittelte Hemmung durch eine reduzierte NO-Produktion zustande kommen könnte. Eine verminderte NO-Produktion würde präsynaptisch weniger Glutamat freisetzen, somit den NMDA-Rezeptor unzureichend aktivieren, so dass in der LA die NMDA-abhängige LTP reduziert wäre (Drephal et al. 2006).

Diskussion
Stickstoffmonoxid (NO)

Es existieren jedoch bislang wenige Untersuchungen zwischen dem Zusammenhang der TRPV1- und NOS-Aktivität, wobei keine Befunde dazu in der lateralen Amygdala vorliegen:

1. Im Spinalganglion scheint der NO-Donor SNAP TRPV1-Rezeptoren zu aktivieren (Miyamoto et al. 2009).
2. In den Mesenterialarterien der Ratte konnte gezeigt werden, dass Capsaicin oder Anandamid die NO-Freisetzung steigern, wobei dies durch Capsazepin oder AM251 blockiert werden kann (Poblete et al. 2005).

Die Befunde aus der Literatur weisen darauf hin, dass auch in der lateralen Amygdala die Aktivierung des TRPV1-Rezeptors eine verstärkte NO-Produktion bewirken könnte. Möchte man die Befunde der vorliegenden Untersuchung deuten, so erscheint die Vermutung auf den ersten Blick widersprüchlich, dass die Capsaicin-vermittelte Hemmung durch eine reduzierte NO-Produktion vermittelt wird. Aus diesem Grund wurde im Verlauf davon ausgegangen, dass der TRPV1-Rezeptor nicht für eine reduzierte NO-Produktion verantwortlich ist. Auf der Grundlage dieser Befunde kann man davon ausgehen, dass zusätzlich ein weiterer Neurotransmitter bei der Capsaicin-vermittelten Hemmung der LA-LTP eine Rolle spielen könnte. Anandamid wird auch als Hybrid-Endocannabinoid-/Endovanilloid-Ligand bezeichnet, da es sowohl den TRPV1- als auch den CB1-Rezeptor aktivieren kann. In der Literatur werden folgende Zusammenhänge beschrieben, die eine Involvierung von Anandamid im Mechanismus des Capsaicin-Effektes vermuten lassen:

1. Eine Arbeitsgruppe konnte außerhalb des Gehirns zeigen, dass TRPV1-Stimulation durch den TRPV1- und CB1-Agonisten Anandamid die NOS-Aktivität erniedrigt (Cella et al. 2008). Des Weiteren konnte die Gruppe zeigen, dass durch die gleichzeitige Blockierung des CB1- und CB2-Rezeptors (durch AM251 und AM630) die NOS-Aktivität erhöht wird, während bei zusätzlicher Gabe von Anandamid diese NOS-Aktivitätszunahme wieder blockiert wird.
2. Anandamid senkt in Makrophagen die NO-Produktion (Coffey et al. 1996).

Da außerhalb des Gehirns ein Zusammenhang der NO-Produktion und des CB1-Rezeptors bzw. dessen Agonist Anandamid beschrieben wird, wurde im nächsten Schritt der Einfluss des CB1-Rezeptor-Antagonisten AM251 auf die LA-LTP untersucht.

4.4. Der CB1-Rezeptor

Die funktionelle Rolle des CB1-Rezeptors in der Amygdala und im Hippocampus ist weitgehend unverstanden. In der vorliegenden Studie wurde gezeigt, dass der CB1-Rezeptorantagonist AM251 im horizontalen Schnitt die LA-LTP unter Kontrollbedingungen reduziert. Es wurde AM251 genutzt, da er eine 300-fach höhere Selektivität gegenüber dem CB2-Rezeptor aufweist. Im Vergleich zu Rimonabant (SR141716) ist er potenter und selektiver (Muccioli & Lambert 2005, Mackie 2006), so dass die Ergebnisse der Messungen für einen spezifischen Effekt sprechen. Zudem decken sich diese Befunde mit Untersuchungen aus dem Hippocampus, wo AM251 ebenfalls die LTP hemmt (de Oliveira Alvares et al. 2006, Abush & Akirav 2009).

Vom Hippocampus ist ferner bekannt, dass bei CB1-Rezeptor-Aktivierung die LTP inhibiert wird (Nowicky et al. 1987, Terranova et al. 1995). Es stellt sich die Frage, wieso die Langzeitpotenzierung durch AM251 vermindert ist, wenn dadurch ein Rezeptor blockiert wird, der bei Stimulation die hippocampale LTP reduziert. Um eine Antwort darauf zu finden, wird in der Literatur die Lokalisation des CB1-Rezeptors zur Klärung herangezogen: Um den Einfluss des CB1-Rezeptors auf die LTP-Induktion verständlich zu machen, existieren unterschiedliche Erklärungsansätze entsprechend der vermuteten dominierenden Lokalisation, a) auf glutamatergen und b) auf GABAergen Neuronen.

Katona et al. zeigten (2001), dass der CB1-Rezeptor in der lateralen Amygdala stark exprimiert wird. Elektrophysiologische und immunhistochemische Analysen zeigten, dass der CB1-Rezeptor in der Amygdala größtenteils auf GABAergen Interneuronen lokalisiert ist (Katona et al. 2001), wobei die mRNA des CB1-Rezeptors auch außerhalb dieser Interneurone nachweisbar ist (Marsicano & Lutz 1999). Ähnliche Befunde existieren aus dem Hippocampus, wo der CB1-Rezeptor in GABAergen und etwas weniger auch in glutamatergen Neuronen und deren Endigungen exprimiert wird. In der Amygdala, wie auch im Hippocampus, ist der CB1-Rezeptor größtenteils präsynaptisch lokalisiert, wodurch bei CB1-Rezeptor-Aktivierung die Freisetzung von Neurotransmittern moduliert werden kann. Es ist deshalb denkbar, dass AM251 größtenteils die auf GABAergen Interneuronen lokalisierten CB1-Rezeptoren blockiert und dadurch beispielsweise die GABA-Freisetzung indirekt steigert. Es bleibt kritisch anzumerken, dass AM251 neben der Antagonistenwirkung auch eine Funktion als inverser Agonist hat (Muccioli & Lambert 2005). AM251 kann Mechanismen der intrazellulären Signaltransduktion beeinflussen, beispielsweise die Bindung von GTPγS inhibieren oder die cAMP-Produktion verbessern (McLaughlin et al. 2006).

Obwohl AM251 die Stärke der LTP reduzierte, führte die Koapplikation von AM251 und Capsaicin nicht zu einem additiven Effekt, sondern reduzierte die Capsaicin-vermittelte Hemmung der HFS-induzierten LTP. Dieses Ergebnis legt nahe, dass der CB1-Rezeptor in der Capsaicin-vermittelten LTP-Hemmung beteiligt ist. Ausgehend von unseren Ergebnissen, die die Beteiligung GABAerger Neurone unwahrscheinlich machen (Kapitel 4.2.), kann man postulieren, dass die Bildung von Endocannabinoiden eine Rolle spielen könnte. Anhand der Abbildung 4.1. soll nachfolgend ein Schema zur Erläuterung des möglichen Capsaicin-Effektes nach Äther-Narkose herangezogen werden:

1. Die Experimente bei Blockierung des CB1-Rezeptors und die Experimente an nNOS-Knockout-Mäusen lassen vermuten, dass postsynaptische TRPV1-Rezeptoren aktiviert werden. Durch Stimulation des TRPV1-Rezeptors könnten Anandamid oder andere Endocannabinoide gebildet werden, die retrograd den präsynaptisch lokalisierten CB1-Rezeptor aktivieren. Es konnte nämlich gezeigt werden, dass eine TRPV1-Aktivierung die Anandamid-Synthese reguliert (Tóth et al. 2009).
2. Über die Stimulation der CB1-Rezeptoren würden dann Kalium-Kanäle aktiviert (Deadwyler et al. 1995, Mackie et al. 1995) bzw. Kalzium-Kanäle gehemmt werden (Caulfield & Brown 1992, Mackie & Hille 1992).
3. Da GABAerge Interneurone nicht in den Mechanismus der Capsaicin-vermittelten Veränderung der Plastizität involviert zu sein scheinen, kann davon ausgegangen werden, dass die Glutamat-Freisetzung über die Stimulation von CB1-Rezeptoren reduziert werden könnte. Das verminderte Glutamat könnte die Postsynapse nicht ausreichend depolarisieren, um die mit Magnesium-Ionen blockierten NMDA-Rezeptorkanäle zu aktivieren. Eine insuffiziente NMDA-Rezeptor-Aktivierung wäre die Folge.

Diskussion
Der CB1-Rezeptor

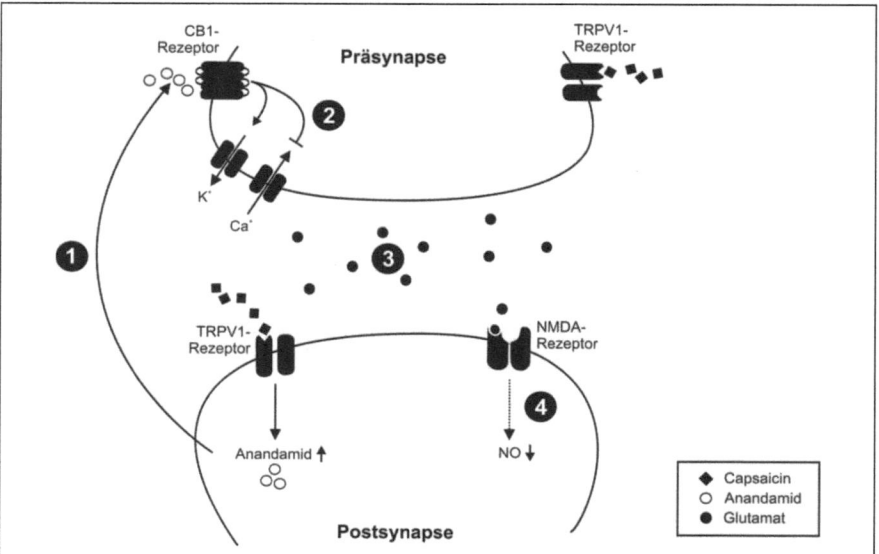

Abb. 4.1.: Mögliche Mechanismen der Capsaicin-vermittelten Hemmung der LA-LTP nach Äther-Narkose.
Durch TRPV1-Aktivierung könnte Anandamid gebildet werden **(1)**. Der durch Anandamid stimulierte CB1-Rezeptor aktiviert Kalium-Kanäle und inhibiert Kalzium-Kanäle **(2)**, wodurch die Depolarisation der präsynaptischen Endigung reduziert wird und dadurch weniger Glutamat freigesetzt wird **(3)** und über eine reduzierte Aktivierung der NMDA-Rezeptoren indirekt die NOS-Aktivität gemindert wird **(4)**.

4. Daraus würde eine reduzierte NOS-Aktivierung resultieren, so dass der fördernde Einfluss von NO auf die präsynaptische Glutamat-Freisetzung fehlen würde und somit die LA-LTP nach Capsaicin-Wirkung reduziert wäre.

Der Nachweis einer reduzierten NO-Synthese sollte in weiterführenden Untersuchungen mit Hilfe von Imaging-Verfahren untersucht werden. Eine reduzierte Glutamat-Freisetzung nach Capsaicin-Wirkung ließe sich in Patch-Clamp-Untersuchungen von NMDA-Strömen messen.

4.5. Isofluran-Narkose

Das im vorherigen Kapitel entworfene Schema erklärt die möglichen Mechanismen, die bei der Capsaicin-vermittelten Hemmung der LA-LTP nach Äther-Narkose involviert sein könnten. Doch wie im Kapitel 4.4. diskutiert, konnte elektrophysiologisch nachgewiesen werden, dass Isofluran den TRPV1-Rezeptor sensibilisiert (Cornett et al. 2008, Matta et al. 2008). Interessanterweise liegen auch Untersuchungen über den Einfluss von Isofluran auf kognitive Prozesse vor: Dutton et al. (2001) zeigten, dass sich unter Isofluran kognitive Leistungen verschlechtern können und die Furchtkonditionierung beeinflusst wird (Dutton et al. 2002, Rau et al. 2009). Wie schon in der Einleitung ausgeführt wird die laterale Amygdala als der Ort angesehen wird, wo bei Furchtkonditionierung die Assoziation zwischen dem konditionierten und unkonditionierten Reiz stattfindet. Es kann deshalb spekuliert werden, dass Isofluran Einfluss auf plastische Prozesse der lateralen Amygdala nehmen könnte. Eventuell könnte der TRPV1-Rezeptor dabei involviert sein. Ausgehend von einer möglichen Sensibilisierung des TRPV1-Proteins durch Isofluran wird im Folgenden ein zweites Modell erläutert, welches die Capsaicin-vermittelte Fazilitierung der LA-LTP nach Isofluran-Narkose erklären könnte (Abbildung 4.2.):

1. Der bedeutende Unterschied zum vorherigen Schema ist die Sensibilisierung des TRPV1-Rezeptorkanals durch die Isofluran-Narkose.
2. Postsynaptisch könnte dadurch verstärkt Anandamid gebildet werden, welches neben der Wirkung auf CB1-Rezeptoren die präsynaptischen TRPV1-Rezeptoren aktiviert. Durch die Sensibilisierung könnten die TRPV1-Rezeptoren zudem auch durch Capsaicin verstärkt stimuliert werden.

Diskussion
Isofluran-Narkose

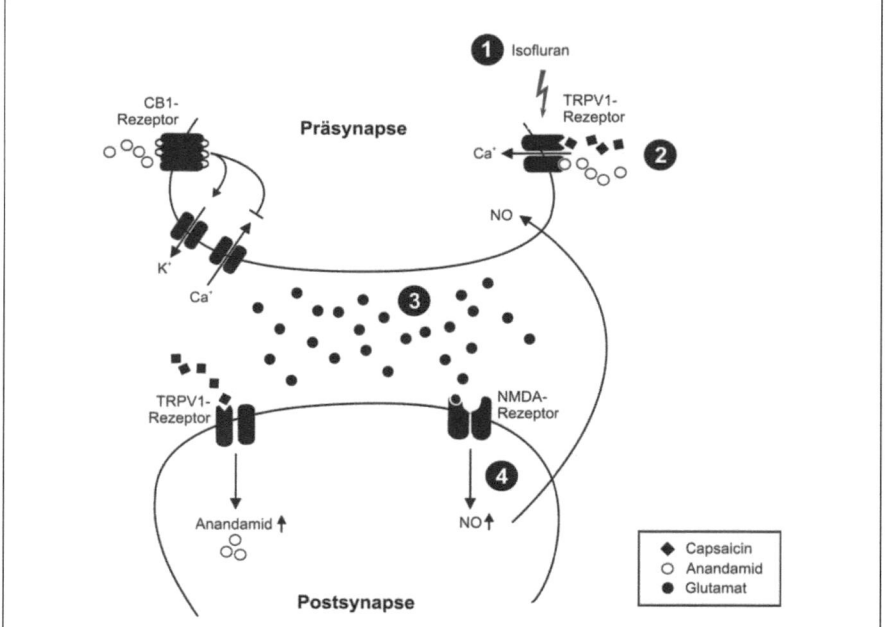

Abb. 4.2.: Mögliche Mechanismen der Capsaicin-vermittelten Fazilitierung der LA-LTP nach Isofluran-Narkose.
Isofluran könnte TRPV1-Rezeptoren sensibilisieren **(1)**, so dass diese durch Capsaicin und Anandamid verstärkt aktiviert werden **(2)** und die Präsynapse depolarisiert wird **(3)**. Die gesteigerte Glutamat-Freisetzung aktiviert vermehrt NMDA-Rezeptoren **(4)**, so dass die postsynaptische NO-Synthese getriggert wird.

3. Durch die Depolarisation der Präynapse würde dann verstärkt Glutamat freigesetzt werden, welches die NMDA-Rezeptoren aktiviert.
4. Es ist bekannt, dass der Kalzium-Einstrom durch NMDA-Rezeptoren über Stimulation der postsynaptisch lokalisierten nNOS die NO-Synthese triggert.

Anandamid wird durch das Enzym Fettsäure(acid)amid-Hydrolase (FAAH) abgebaut (Di Marzo et al. 1994, Piomelli et al. 1998, Giuffrida et al. 2001). Interessanterweise wird dieses Enzym auch stark in der lateralen Amygdala exprimiert (Gulyas et al. 2004).

Aus den Ergebnissen der vorliegenden Arbeit kann geschlussfolgert werden, dass der TRPV1-Rezeptorkanal plastische Prozesse innerhalb der lateralen Amygdala beeinflusst. Die Ergebnisse zeigen, dass Ursache der Capsaicin-vermittelten Hemmung der LA-LTP eine veränderte NO-Synthese ist, die durch Aktivierung des CB1-Rezeptors zustande kommt. Zusammenfassend scheint die Wahl des Narkotikums bei Untersuchung des Einflusses des TRPV1-Rezeptorkanals auf plastische Prozesse von entscheidender Bedeutung zu sein. Zukünftige Untersuchungen müssten klären, ob sich der Capsaicin-Einfluss auf die hippocampale LTP unter Isofluran- und Äther-Narkose ebenfalls unterscheidet.

4.6. Ausblick

In der vorliegenden Arbeit konnte erstmalig gezeigt werden, dass Capsaicin über Stimulation des TRPV1-Rezeptorkanals die Langzeitpotenzierung – als ein Modell für langfristige synaptische Plastizität – in der lateralen Amygdala moduliert. Diese Erkenntnis könnte in der Bewertung neuer pharmakologischer Wirkstoffe Berücksichtigung finden. Denn wie in der Einleitung erläutert (Kap. 1.3.6.), steht das TRPV1-Protein im wissenschaftlichen Interesse, um neue Substanzen zur Schmerztherapie zu entwickeln. Pharmakologisch sind zwei unterschiedliche therapeutische Konzepte entstanden: Einerseits wurden TRPV1-Antagonisten entwickelt, die den TRPV1 blockieren und anderseits werden (optimierte) TRPV1-Agonisten zur Desensibilisierung genutzt. Die Substanzen dieser neuen pharmakologischen Wirkstoffgruppe befinden sich in unterschiedlichen Phasen der klinischen Prüfung, wobei Daten bezüglich möglicher Nebenwirkungen gesammelt werden. Für den TRPV1-Rezeptor-Antagonisten SB-705498 bei oraler Applikation von 400 mg wurden als unerwünschte Arzneimittelwirkung beispielsweise Kopfschmerzen und Schwindelsymptomatik angegeben (Chizh et al. 2007). Diese Untersuchung wurde an 19 gesunden Probanden durchgeführt, wobei mögliche Langzeiteffekte nicht hinreichend untersucht wurden. Betrachtet man die Ergebnisse der vorliegenden Arbeit, so kann spekuliert werden, dass bei systemischer Applikation von TRPV1-Antagonisten Veränderungen der synaptischen Plastizität möglich wären.

Die Ergebnisse der vorliegenden Arbeit können auch in Beziehung zu den Wirkungsweisen und Nebenwirkungen alt bewährter und weit verbreiteter pharmakologischer Wirkstoffe, wie beispielsweise der Analgetika Tramadol und Paracetamol, gesetzt werden. So

Diskussion
Ausblick

konnte gezeigt werden, dass Tramadol den TRPV1-Rezeptorkanal stimuliert (Marincsák et al. 2008). Interessanterweise entsteht durch Deacetylierung und Konjugation mit Arachidonsäure aus Paracetamol der TRPV1-Agonist N-Arachidonoyl-Phenolamin. Diese Substanz ist ferner ein Inhibitor der Anandamid-Wiederaufnahme, so dass die Konzentration endogener Cannabinoide im synaptischen Spalt steigen kann (Bertolini et al. 2006). Diese Beispiele verdeutlichen, dass weitere Forschungen bezüglich der Funktion und Regulation des TRPV1-Rezeptorkanals in der Amygdala nötig sind. Auf Grund der lern- und angstrelevanten Funktion der Amygdala ist es durchaus vorstellbar, dass in Zukunft eine gezielte medikamentöse Beeinflussung des TRPV1-Rezeptors auch einen therapeutischen Nutzen bringen könnte. Am Ende dieser Entwicklung könnten dann TRPV1-Antagonisten auch in der Therapie psychischer Krankheitsbilder Einzug finden.

5. Zusammenfassung

In der vorliegenden Arbeit konnte erstmalig gezeigt werden, dass die LA-LTP – unter gleichen Ableitbedingungen – im coronalen Hirnschnitt geringer ist als im horizontalen. Im horizontalen Schnitt ist ferner bei Stimulation innerhalb der lateralen Amygdala die LTP im Vergleich zur EC-Reizung geringer.

Immunhistochemisch konnte nachgewiesen werden, dass der TRPV1-Rezeptorkanal in der lateralen Amygdala stärker exprimiert wird als im zentralen Nucleus. Es konnte erstmalig gezeigt werden, dass der TRPV1-Rezeptor-Agonist Capsaicin dosisabhängig die HFS-induzierte LA-LTP sowohl im horizontalen als auch im coronalen Hirnschnitt inhibiert. Die Capsaicin-bedingte Hemmung der LA-LTP wird über die TRPV1-Stimulation vermittelt, da Capsazepin – ein TRPV1-Rezeptor-Antagonist – die Capsaicin-vermittelte Inhibition blockiert. Der Capsaicin-Effekt ist hemisphärendifferent, jedoch nicht inputspezifisch, alters- oder geschlechtsabhängig.

Innerhalb der lateralen Amygdala beeinflusst Capsaicin weder spontane inhibitorische oder exzitatorische postsynaptische Miniatur-Ströme (mIPSP, mEPSP) noch die Input-/Output-Kurve. Die Ergebnisse lassen vermuten, dass der Capsaicin-vermittelte Effekt nicht über GABA-Rezeptor vermittelt bzw. nicht durch Erhöhung der extrazellulären Kalzium- und Magnesium-Konzentrationen der ACSF moduliert wird.

Die Capsaicin-vermittelte Inhibierung der LA-LTP wird durch den NOS-Inhibitor L-NAME blockiert und fehlt bei nNOS-Knockout-Mäusen. Der CB1-Rezeptor-Antagonisten AM251 reduziert den inhibitorischen Capsaicin-Effekt. Die Ergebnisse zeigen, dass Ursache der Capsaicin-vermittelten Hemmung der LA-LTP eine Aktivierung des CB1-Rezeptors und eine veränderte NO-Synthese sind. Zusammenfassend scheint die Wahl des Narkotikums bei Untersuchung des Einflusses des TRPV1-Rezeptorkanals auf plastische Prozesse von entscheidender Bedeutung zu sein. Die Ergebnisse der vorliegenden Arbeit bekräftigen die Vermutung, dass endogene Vanilloide durch TRPV1-Aktivierung die Schmerzverarbeitung und Lernmechanismen in der lateralen Amygdala beeinflussen könnten.

6. Literaturverzeichnis

1. Abush H., Akirav I. (2009). Cannabinoids modulate hippocampal memory and plasticity. *Hippocampus (in Druck)*. URL: http://www3.interscience.wiley.com/journal/122650931/abstract?CRETRY=1&SRETRY=0/ (Stand: 01.03.2010).
2. Acs G., Palkovits M., Blumberg P.M. (1996). Specific binding of [^{3}H]resiniferatoxin by human and rat preoptic area, locus ceruleus, medial hypothalamus, reticular formation and ventral thalamus membrane preparations. *Life Sci* **59**: 1899 – 1908.
3. Aggleton J.P. (2000). The amygdala: a functional analysis. Zweite Auflage. Oxford: Oxford University Press.
4. Albrecht D. (2007). Angiotensin-(1-7)-induced plasticity changes in the lateral amygdala are mediated by COX-2 and NO. *Learn Mem* **14**: 177 – 184.
5. Albrecht D., Nitschke T., von Bohlen und Halbach O. (2000). Various effects of angiotensin II on amygdaloid neuronal activity in normotensive control and hypertensive transgenic [TGR(mREN-2)27] rats. *FASEB J* **14**: 925 – 931.
6. Andersen S.L., Teicher M.H. (1999). Serotonin laterality in amygdala predicts performance in the elevated plus maze in rats. *Neuroreport* **17**: 3497 – 3500.
7. Andrews J. (1995). Peppers: The Domesticated Capsicums. Zweite Auflage. Austin: University of Texas Press.
8. Baas D., Aleman A., Kahn R.S. (2004). Lateralization of amygdala activation: a systematic review of functional neuroimaging studies. *Brain Res Rev* **45**: 96 – 103.
9. Backonja M.M., Malan T.P., Tuchman M. (2003). A single one-hour application of high-concentration capsaicin patches leads to four weeks of pain relief in postherpetic neuralgia patients. American Academy of Neurology 55th Annual Meeting, Honolulu, Hawaii.
10. Bailey C.H., Kandel E.R. (1993). Structural changes accompanying memory storage. *Annu Rev Physiol* **55**: 397 – 426.
11. Baker K.B., Kim J.J. (2004). Amygdalar lateralization in fear conditioning: evidence for greater involvement of the right amygdala. *Behav Neurosci* **1**: 15 – 23.
12. Barthó L., Benkó R., Lázár Z., Illényi L., Horváth O.P. (2002) Nitric oxide is involved in the relaxant effect of capsaicin in the human sigmoid colon circular muscle. *Naunyn Schmiedebergs Arch Pharmacol* **366**: 496 – 500.
13. Bauer E.P., Schafe G.E., LeDoux J.E. (2002). NMDA receptors and L-type voltage-gated calcium channels contribute to long-term potentiation and different components of fear memory formation in the lateral amygdala. *J Neurosci* **22**: 5239 – 5249.
14. Bertolini A., Ferrari A., Ottani A., Guerzoni S., Tacchi R., Leone S. (2006). Paracetamol: new vistas of an old drug. *CNS Drug Rev* **12**: 250 – 275.
15. Bevan S., Hothi S., Hughes G., James I.F., Rang H.P., Shah K, Walpole C.S.J. (1992). Capsazepine: A competitive antagonist of the sensory neuron excitant capsaicin. *Br J Pharmacol* **107**: 544 – 552.
16. Birder L.A., Kanai A.J., de Groat W.C., Kiss S., Nealen M.L., Burke N.E., Dineley K.E., Watkins S., Reynolds I.J., Caterina M.J. (2001). Vanilloid receptor expression suggests a sensory role for urinary bladder epithelial cells. *Proc Natl Acad Sci USA* **98**: 13396 – 13401.

Literaturverzeichnis

17. Blair H.T., Schafe G.E., Bauer E.P., Rodrigues S.M., LeDoux J.E. (2001). Synaptic plasticity in the lateral amygdala: a cellular hypothesis of fear conditioning. *Learn Mem* **8**: 229 – 242.
18. Bleakman D. (1999). Kainate receptor pharmacology and physiology. *Cell Mol Life Sci* **56**: 558 – 566.
19. Bliss T.V., Collingridge G.L. (1993). A synaptic model of memory: long-term potentiation in the hippocampus. *Nature* **361**: 31 – 39.
20. Bliss T.V., Gardner-Medwin A.R. (1973). Long-lasting potentiation of synaptic transmission in the dentate area of the unanaestetized rabbit following stimulation of the perforant path. *J Physiol* **232**: 357 – 374.
21. Bliss T.V., Lomo T. (1973). Long-lasting potentiation of synaptic transmission in the dentate area of the anaesthetized rabbit following stimulation of the perforant path. *J Physiol* **232**: 331 – 356.
22. Bornhovd K., Quante M., Glauche V., Bromm B., Weiller C., Buchel C. (2002). Painful stimuli evoke different stimulus-response functions in the amygdala, prefrontal, insula and somatosensory cortex: a single-trial fMRI study. *Brain* **125**: 1326 – 1336.
23. Bortolotto Z.A., Clarke V.R., Delany C.M., Parry M.C., Smolders I., Vignes M., Ho K.H., Miu P., Brinton B.T., Fantaske R., Ogden A., Gates M., Ornstein P.L., Lodge D., Bleakman D., Collingridge G.L. (1999). Kainate receptors are involved in synaptic plasticity. *Nature* **402**: 297 – 301.
24. Bourgeais L., Gauriau C., Bernard J.-F. (2001). Projections from the nociceptive area of the central nucleus of the amygdala to the forebrain: a PHA-L study in the rat. *Eur J Neurosci* **14**: 229 – 255.
25. Braga M.F., Aroniadou-Anderjaska V., Xie J., Li H. (2003). Bidirectional modulation of GABA release by presynaptic glutamate receptor 5 kainate receptors in the basolateral amygdala. *J Neurosci* **23**: 442 – 452.
26. Bremner J.D., Narayan M., Anderson E.R., Staib L.H., Miller H., Charney D.S. (2000). Hippocampal volume reduction in major depression. *American Journal of Psychiatry* **157**: 115 – 117.
27. Calvino B., Levesque G., Besson J.M. (1982). Possible involvement of the amygdaloid complex in morphine analgesia as studied by electrolytic lesions in rats. *Brain Res* **233**: 221 – 216.
28. Campagna J.A., Miller K.W., Forman S.A. (2003). Mechanisms of actions of inhaled anesthetics. *N Engl J Med* **22**: 2110 – 2124.
29. Cardinal R.N., Parkinson J.A., Hall J., Everitt B.J. (2002). Emotion and motivation: the role of the amygdala, ventral striatum, and prefrontal cortex. *Neurosci Biobehav Rev* **26**: 321 – 352.
30. Caterina M.J., Leffler A., Malmberg A.B., Martin W.J., Trafton J., Petersen-Zeitz K.R., Koltzenburg M., Basbaum A.I., Julius D. (2000). Impaired nociception and pain sensation in mice lacking the capsaicin receptor. *Science* **288**: 306 – 313.
31. Caterina M.J., Schumacher M.A., Tominaga M., Rosen T.A., Levine J.D., Julius D. (1997). The capsaicin receptor: a heat-activated ion channel in the pain pathway. *Nature* **389**: 816 – 824.
32. Caulfield M.P., Brown D.A. (1992). Cannabinoid receptor agonists inhibit Ca current in NG108-15 neuroblastoma cells via a pertussis toxin-sensitive mechanism. *Br J Pharmacol* **106**: 231 – 232.

33. Cella M., Leguizamon G.F., Sordelli M.S., Cervini M., Guadagnoli T., Ribeiro M.L., Franchi A.M., Farina M.G. (2008). Dual effect of anandamide on rat placenta nitric oxide synthesis. *Placenta* **29**: 699 – 707.
34. Cesare P., McNaughton P. (1996). A novel heat-avtivated current in nociceptive neurons and its sensitization by bradykinin. *Proc Natl Acad Sci USA* **93**: 15435 – 16439.
35. Chapman P.F., Bellavance L.L. (1992). Induction of long-term potentiation in the basolateral amygdala does not depend on NMDA receptor activation. *Synapse* **11**: 310 – 318.
36. Chapman P.F., Kairiss E.W., Keenan C.L., Brown T.H. (1990). Long-term synaptic potentiation in the amygdala. *Synapse* **6**: 271 – 278.
37. Charpentier J. (1967). Modifications de la réaction à la douleur provoquées par diverses lésions cérébrales, et leurs effets sur la sensibilité á la morphine. *Psychopharmacologia* **11**: 95 – 121.
38. Chen C.W., Lee S.T., Wu W.T., Fu W.M., Ho F.M., Lin W.W. (2003). Signal transduction for inhibition of inducible nitric oxide synthase and cyclooxygenase-2 induction by capsaicin and related analogs in macrophages. *Br J Pharmacol* **140**: 1077 – 1087.
39. Chin H. (1998). Molecular biology of neuronal voltage-gated calcium channels. *Exp Mol Med* **30**: 123 – 130.
40. Chizh B.A., O'Donnell M.B., Napolitano A., Wang J., Brooke A.C., Aylott M.C., Bullman J.N., Gray E.J., Lai R.Y., Williams P.M., Appleby J.M. (2007). The effects of the TRPV1 antagonist SB-705498 on TRPV1 receptor-mediated activity and inflammatory hyperalgesia in humans. *Pain* **132**: 132 – 341.
41. Chuang H.H., Prescott E.D., Kong H., Shields S., Jordt S.E., Basbaum A.I., Chao M.V., Julius D. (2001). Bradykinin and nerve growth factor release the capsaicin receptor from PtdIns(4,5)P2-mediated inhibition. *Nature* **411**: 957 – 962.
42. Clarke V.R., Ballyk B.A., Hoo K.H., Mandelzys A., Pellizzari A., Bath C.P., Thomas J., Sharpe E.F., Davies C.H., Ornstein P.L., Schoepp D.D., Kamboj R.K., Collingridge G.L., Lodge D., Bleakman D. (1997). A hippocampal GluR5 kainate receptor regulating inhibitory synaptic transmission. *Nature* **389**: 599 – 603.
43. Clugnet M.C., LeDoux J.E. (1990). Synaptic plasticity in fear conditioning circuits: induction of LTP in the lateral nucleus of the amygdala by stimulation of the medial geniculate body. *J Neurosci* **10**: 2818 – 2824.
44. Coffey R.G., Yamamoto Y., Snella E., Pross S. (1996). Tetrahydrocannabinol inhibition of macrophage nitric oxide production. *Biochem Pharmacol* **52**: 743 – 751.
45. Colas D., Gharib A., Bezin L., Morales A., Guidon G., Cespuglio R., Sarda N. (2006). Regional age-related changes in neuronal nitric oxide synthase (nNOS), messenger RNA levels and activity in SAMP8 brain. *BMC Neurosci* **7**: 81.
46. Conway S.J. (2008). TRPing the switch on pain: an introduction to the chemistry and biology of capsaicin and TRPV1. *Chem Soc Rev* **37**: 1530 – 1545.
47. Cornett P.M., Matta J.A., Ahern G.P. (2008). General anesthetics sensitize the capsaicin receptor transient receptor potential V1. *Mol Pharmacol* **74**: 1261 – 1268.
48. Cristino L., De Petrocellis L., Pryce G., Baker D., Guglielmotti V., Di Marzo V. (2006). Immunohistochemical localization of cannabinoid type 1 and vanilloid transient receptor potential vanilloid type 1 receptors in the mouse brain. *Neuroscience* **139**: 1405 – 1415.

Literaturverzeichnis

49. Culshaw A.J., Bevan S., Christiansen M., Copp P., Davis A., Davis C., Dyson A., Dziadulewicz E.K., Edwards L., Eggelte H., Fox A., Gentry C., Groarke A., Hallett A., Hart T.W., Hughes G.A., Knights S., Kotsonis P., Lee W., Lyothier I., McBryde A., McIntyre P., Paloumbis G., Panesar M., Patel S., Seiler M.P., Yaqoob M., Zimmermann K. (2006). Identification and biological characterization of 6-aryl-7-iso-propylquinazolinones as novel TRPV1 antagonists that are effective in models of chronic pain. *J Med Chem* **49**: 471 – 474.
50. Dasgupta P., Fowler C.J. (1997). Chillies: from aniquity to urology. *Br J Urol* **80**: 845 – 852.
51. Davidson R.J. (2002). Anxiety and affective style: role of prefrontal cortex and amygdala. *Biol Psychiatry* **51**: 68 – 80.
52. Davis M. (1998). Anatomic and physiologic substrates of emotion in an animal model. *J Clin Neurophysiol* **15**: 378 – 387.
53. Davis M., Rainnie D., Cassell M. (1994). Neurotransmission in the rat amygdala related to fear and anxiety. *Trends Neursci* **17**: 208 – 214.
54. Deadwyler S.A., Hampson R.E., Mu J., Whyte A., Childers S. (1995). Cannabinoids modulate voltage sensitive potassium A-current in hippocampal neurons via a cAMP-dependent process. *J Pharmacol Exp Ther* **273**: 734 – 743.
55. de Oliveira Alvares L., Genro B.P., Vaz B.R., Pedroso M.F., Da Costa J.C., Quillfeldt J.A. (2006). AM251, a selective antagonist of the CB1 receptor, inhibits the induction of long-term potentiation and induces retrograde amnesia in rats. *Brain Res* **1075**: 60 – 67.
56. de Olmos J.S., Alheid G.F., Beltramino C.A. (1985). Amygdala. In Paxinos G., Hrsg. The Rat Nervous System. Zweite Auflage. Sydney: Academic Press, 223 – 334.
57. de Petrocellis L., Di Marzo V. (2005). Lipids as regulators of the activity of transient receptor potential type V1 (TRPV1) channels. *Life Sci* **77**: 1651 – 1666.
58. Demas G.E., Kriegsfeld L.J., Blackshaw S., Huang P., Gammie S.C., Nelson R.J., Snyder S.H. (1999). Elimination of aggressive behavior in male mice lacking endothelial nitric oxide synthase. *J Neurosci* **19**: RC30.
59. Derbenev A.V., Monroe M.J., Glatzer N.R., SmithB.N. (2006). Vanilloid-mediated heterosynaptic facilitation of inhibitory synaptic input to neurons of the rat dorsal motor nucleus of the vagus. *J Neurosci* **26**: 9666 – 9672.
60. deVries D.J., Blumberg P.M. (1989). Thermoregulatory effects of resiniferatoxin in the mouse: Comparison with capsaicin. *Life Sci* **44**: 711 – 715.
61. Di Marzo V., Fontana A., Cadas H., Schinelli S., Cimino G., Schwartz J.C., Piomelli D. (1994). Formation and inactivation of endogenous cannabinoid anandamide in central neurons. *Nature* **372**: 686 – 691.
62. Docherty R.J., Yeats J.C., Piper A.S. (1997). Capsazepine block of voltage-activated calcium channels in adult rat dorsal root ganglion neurones in culture. *Br J Pharmacol* **121**: 1461 - 1467.
63. Doyere V., Schafe G.E., Sigurdsson T., LeDoux J.E. (2003). Long-term potentiation in freely moving rats reveals asymmetries in thalamic and cortical inputs to the lateral amygdala. *Eur J Neurosci* **17**: 2703 – 2715.
64. Dray A., Forbes C.A., Burgess G.M. (1990). Ruthenium red blocks the capsaicin-induced increase in intracellular calcium and activation of membrane currrents in sensory neurones as well as the activation of peripheral nociceptors in vivo. *Neurosci Lett* **110**: 52 – 59.

65. Drephal C., Schubert M., Albrecht D. (2006). Input-specific long-term potentiation in the rat lateral amygdala of horizontal slices. *Neurobiol Learn Mem* **85**: 272 – 282.
66. Dutton R.C., Maurer A.J., Sonner J.M., Fanselow M.S., Laster M.J., Eger E.I. 2nd. (2001). The concentration of isoflurane required to suppress learning depends on the type of learning. *Anesthesiology* **94**: 514 – 519.
67. Dutton R.C., Maurer A.J., Sonner J.M., Fanselow M.S., Laster M.J., Eger E.I. 2nd. (2002). Isoflurane causes anterograde but not retrograde amnesia for pavlovian fear conditioning. *Anesthesiology* **96**: 1223 – 1229.
68. Eliasson M.J., Blackshaw S., Schell M.J., Snyder S.H. (1997). Neuronal nitric oxide synthase alternatively spliced forms: prominent functional localizations in the brain. *Proc Natl Acad Sci USA* **94**: 3396 – 3401.
69. Eun S.Y., Jung S.J., Park Y.K., Kwak J., Kim S.J., Kim J. (2001). Effects of capsaicin on Ca2 release from the intracellular Ca2 stores in the dorsal root ganglion cells of adult rats. *Biochem Biophys Res Commun* **285**: 1114 – 1120.
70. Farb C.R., Aoki C., LeDoux J.E. (1995). Differential localization of NMDA and AMPA receptor subunits in the lateral and basal nuclei of the amygdala: A light and electron microscopic study. *J Comp Neurol* **362**: 86 – 108.
71. Feil R., Hofmann F., Kleppisch T. (2005). Function of cGMP-dependent protein kinases in the nervous system. *Rev Neurosci* **16**: 23 – 41.
72. Ferrer-Montiel A., García-Martínez C., Morenilla-Palao C., García-Sanz N., Fernández-Carvajal A., Fernández-Ballester G., Planells-Cases R. (2004). Molecular architecture of the vanilloid receptor. Insights for drug design. *Eur J Biochem* **271**: 1820 – 1826.
73. Ferrini F., Salio C., Vergnano A.M., Merighi A. (2007). Vanilloid receptor-1 (TRPV1)-dependent activation of inhibitory neurotransmission in spinal substantia gelatinosa neurons of mouse. *Pain* **129**: 195 – 209.
74. Fields H.L. (2000). Pain modulation: expectation, opioid analgesia and virtual pain. *Prog Brain Res* **122**: 245 – 253.
75. Gallagher M., Schoenbaum G. (1999). Functions of the amygdala and related forebrain areas in attention and cognition. *Ann N Y Acad Sci* **877**: 397 – 411.
76. Gavva N.R., Klionsky L., Qu Y., Shi L., Tamir R., Edenson S., Zhang T.J., Viswanadhan V.N., Toth A., Pearce L.V., Vanderah T.W., Porreca F., Blumberg P.M., Lile J., Sun Y., Wild K., Louis J.C., Treanor J.J. (2004). Molecular determinants of vanilloid sensitivity in TRPV1. *J Biol Chem* **279**: 20283 – 20295.
77. Gazzaniga M.S., LeDoux J.E., Wilson D.H. (1977). Language, praxis, and the right hemisphere: clues to some mechanisms of consciousness. *Neurology* **12**: 1144 – 1147.
78. Gean P.W., Chang F.C., Huang C.C., Lin J.H., Way L.J. (1993). Long-term enhancement of EPSP and NMDA receptor-mediated synaptic transmission in the amygdala. *Brain Res Bull* **31**: 7 – 11.
79. Gevaert T., Vandepitte J., Ost D., Nilius B., De Ridder D. (2007). Autonomous contractile activity in the isolated rat bladder is modulated by a TRPV1 dependent mechanism. *Neurourol Urodyn* **26**: 424 – 432.
80. Ghilardi J.R., Röhrich H., Lindsay T.H., Sevcik M.A., Schwei M.J., Kubota K., Halvorson K.G., Poblete J., Chaplan S.R., Dubin A.E., Carruthers N.I., Swanson D., Kuskowski M., Flores C.M., Julius D., Mantyh P.W. (2005). Selective blockade of the capsaicin receptor TRPV1 attenuates bone cancer pain. *J Neurosci* **25**: 3126 – 3131.

Literaturverzeichnis

81. Gibson H.E., Edwards J.G., Page R.S., Van Hook M.J., Kauer J.A. (2008). TRPV1 channels mediate long-term depression at synapses on hippocampal interneurons. *Neuron* **57**: 746 – 759.
82. Giuffrida A., Beltramo M., Piomelli D. (2001). Mechanisms of endocannabinoid inactivation: biochemistry and pharmacology. *J Pharmacol Exp Ther* **298**: 7 – 14.
83. Gulyas A.I., Cravatt B.F., Bracey M.H., Dinh T.P., Piomelli D., Boscia F., Freund T.F. (2004). Segregation of two endocannabinoid-hydrolyzing enzymes into pre- and postsynaptic compartments in the rat hippocampus, cerebellum and amygdala. *Eur J Neurosci* **20**: 441 – 458.
84. Guo A., Vulchanova L., Wang J., Li X., Elde R. (1999). Immunocytochemical localization of vanilloid receptor 1 (VR1): Relationship to neuropeptides, the P2X3 purinooceptor and IB4 binding sites. *Eur J Neurosci* **11**: 946 – 958.
85. Hall J., Thomas K.L., Everitt B.J. (2001). Fear memory retrieval induces CREB phosphorylation and Fos expression within the amygdala. *Eur J Neurosci* **13**: 1453 – 1458.
86. Harrison N., Nau C. (2008). Sensitization of nociceptive ion channels by inhaled anesthetics – a pain in the gas? *Mol Pharmacol* **74**: 1180 – 1182.
87. Haythornthwaite J.A., Sieber W.J., Kerns R.D. (1991). Depression and the chronic pain experience. *Pain* **46**: 177 – 184.
88. Heiner I., Eisfeld J., Halaszovich C.R., Wehage E., Jüngling E., Zitt C., Lückhoff A. (2003). Expression profile of the transient receptor potential (TRP) family in neutrophil granulocytes: evidence for currents through LTRPC2 induced by ADP-ribose and NAD. *Biochem J Pt* **371**: 1045 – 1053.
89. Heinricher M.M., McGaraughty S. (1999). Pain-modulating neurons and behavioral state. In Lydic R., Baghdoyan H.A., Hrsg. Handbook of behavioral state control. Erste Auflage. New York: CRC Press, 487 – 503.
90. Holland P.C., Han J.S., Gallagher M. (2000). Lesions of the amygdala central nucleus alter performance on a selective attention task. *J Neurosci* **20**: 6701 – 6706.
91. Honore P., Wismer C.T., Mikusa J., Zhu C.Z., Zhong C., Gauvin D.M., Gomtsyan A., El Kouhen R., Lee C.H., Marsh K., Sullivan J.P., Faltynek C.R., Jarvis M.F. (2005). A-425619 [1-isoquinolin-5-yl-3(4-trifluoromethyl-benzyl)-urea], a novel transient receptor potential type V1 receptor antagonist, relieves pathophysiological pain associated with inflammation and tissue injury in rats. *J Pharmacol Exp Ther* **314**: 410 – 421.
92. Hopper R.A., Garthwaite J. (2006). Tonic and phasic nitric oxide signals in hippocampal long-term potentiation. *J Neurosci* **26**: 11513 – 11521.
93. Huang S.M., Bisogno T., Trevisani M., Al-Hayani A., De Petrocellis L., Fezza F., Tognetto M., Petros T.J., Krey J.F., Chu C.J., Miller J.D., Davies S.N., Geppetti P., Walker J.M., Di Marzo V. (2002). An endogenous capsaicin-like substance with high potency at recombinant and native vanilliod VR1 receptors. *Proc Natl Acad Sci USA* **99**: 8400 – 8405.
94. Huang Y.Y., Kandel E.R. (1998). Postsynaptic induction and PKA-dependent expression of LTP in the lateral amygdala. *Neuron* **21**: 169 – 178.
95. Huang Y.Y., Kandel E.R., Levine A. (2008). Chronic nicotine exposure induces a long-lasting and pathway-specific facilitation of LTP in the amygdala. *Learn Mem* **15**: 603 – 610.

Literaturverzeichnis

96. Huang Y.Y., Martin K.C., Kandel E.R. (2000). Both protein kinase A and mitogen-activated protein kinase are required in the amygdala for the macromolecular synthesis-dependent late phase of long-term potentiation. *J Neurosci* **20**: 6317 – 6325.
97. Humeau Y., Shaban H., Bissiere S., Luthi A. (2003). Presynaptic induction of heterosynaptic associative plasticity in the mammalian brain. *Nature* **426**: 841 – 845.
98. Huyser B.A., Parker J.C. (1999). Negative affect and pain in arthritis. *Rheum Dis Clin North Am* **25**: 105 – 121.
99. Izquierdo I., Bevilaqua L.R., Rossato J.I., Bonini J.S., Medina J.H., Cammarota M. (2006) Different molecular cascades in different sites of the brain control memory consolidation. *Trends Neurosci* **29**: 496 – 505.
100. Jaffe D.B., Johnston D., Lasser-Ross N., Lisman J.E., Miyakawa H., Ross W.N. (1992). The spread of Na^+ spikes determines the pattern of dendritic Ca^{2+} entry into hippocampal neurons. *Nature* **357**: 244 – 246.
101. Jara-Oseguera A., Simon S.A., Rosenbaum T. (2008). TRPV1: on the road to pain relief. *Curr Mol Pharmacol* **1**: 255 – 269.
102. Jin Y.H., Yamaki F., Takemura M., Koike Y., Furuyama A., Yonehara N. (2009). Capsaicin-induced glutamate release is implicated in nociceptive processing through activation of ionotropic glutamate receptors and group I metabotropic glutamate receptor in primary afferent fibers. *J Pharmacol Sci* **109**: 233 – 241.
103. Joo K.M., Chung Y.H., Shin C.M., Lee Y.J., Cha C.I. (2004). Region-specific alterations of neuronal nitric oxide synthase (nNOS) expression in the amygdala of the aged rats. *Brain Res* **999**: 231 – 236.
104. Jordt S.E, Julius D. (2002). Molecular basis for species-specific sensitivity to "hot" chili peppers. *Cell* **108**: 421 – 430.
105. Jordt S.E., Tominaga M., Julius D. (2000). Acid potentiation of the capsaicin receptor determined by a key extracellular site. *Proc Natl Acad Sci USA* **5**: 8134 – 8139.
106. Josselyn S.A., Kida S., Silva A.J. (2004). Inducible repression of CREB function disrupts amygdala-dependent memory. *Neurobiol Learn Mem* **82**: 159 – 163.
107. Jung J., Hwang S.W., Kwak J., Lee S.Y., Kang C.J., Kim W.B., Kim D., Oh U. (1999). Capsaicin binds to the intracellular domain of the capsaicin-activated ion channel. *J Neurosci* **19**: 529 – 538.
108. Jung J., Shin J.S., Lee S.Y., Hwang S.W., Koo J., Cho H., Oh U. (2004). Phosphorylation of vanilloid receptor 1 by Ca^{2+}/calmodulin-dependent kinase II regulates its vanilloid binding. *J Biol Chem* **279**: 7048 – 7054.
109. Kandel E.R. (1997). Genes, synapses, and long-term memory. *J Cell Physiol* **173**: 124 – 125.
110. Katona I., Rancz E.A., Acsady L., Ledent C., Mackie K., Hajos N., Freund T.F. (2001). Distribution of CB1 cannabinoid receptors in the amygdala and their role in the control of GABAergic transmission. *J Neurosci* **21**: 9506 – 9518.
111. Kim H., Cui L., Kim J., Kim S.J. (2009). Transient receptor potential vanilloid type 1 receptor regulates glutamatergic synaptic inputs to the spinothalamic tract neurons of the spinal cord deep dorsal horn. *Neuroscience* **160**: 508 – 516.
112. Kollarik M., Undem B.J. (2004). Activation of bronchopulmonary vagal afferent nerves with bradykinin, acid and vanilloid receptor agonists in wild-type and TRPV1-/- mice. *J Physiol* **555**: 115 – 123.

Literaturverzeichnis

113. LaMotte R.H., Lundberg L.E., Torebjörk H.E. (1992). Pain, hyperalgesia and activity in nociceptive C units in humans after intradermal injection of capsaicin. *J Physiol* **448**: 749 – 764.
114. Lamprecht R., Hazvi S., Dudai Y. (1997). CAMP response element-binding protein in the amygdala is required for long - but not short-term conditioned taste aversion memory. *J Neurosci* **17**: 8443 – 8450.
115. LeDoux J.E. (1995). Emotion: clues from the brain. *Annu Rev Psychol* **46**: 209 – 235.
116. LeDoux J.E. (2000). Emotion circuits in the brain. *Annu Rev Neurosci* **23**: 155 – 184.
117. LeDoux J.E., Muller J. (1997). Emotional memory and psychopathology. *Philos Trans R Soc Lond B Biol Sci* **352**: 1719 – 1726.
118. LeDoux J.E., Risse G.L., Springer S.P., Wilson D.H., Gazzaniga M.S. (1977). Cognition and commissurotomy. *Brain* **1**: 87 – 104.
119. LeDoux J.E., Wilson D.H., Gazzaniga M.S. (1997). A divided mind: observations on the conscious properties of the separated hemispheres. *Ann Neurol* **5**: 417 – 421.
120. Lee Y.L., Cesario T., Wang Y., Shanbrom E., Thrupp L. (2003). Antibacterial activity of vegetables and juices. *Nutrition* **19**: 994 – 996.
121. Li H.B., Mao R.R., Zhang J.C., Yang Y., Cao J., Xu L. (2008). Antistress effect of TRPV1 channel on synaptic plasticity and spatial memory. *Biol Psychiatry* **64**: 286 – 292.
122. Li R., Nishijo H., Ono T., Ohtani Y., Ohtani O. (2002). Synapses on GABAergic neurons in the basolateral nucleus of the rat amygdala: double-labeling immunoelectron microscopy. *Synapse* **43**: 42 – 50.
123. Lin C.H., Yeh S.H., Lin C.H., Lu K.T., Leu T.H., Chang W.C., Gean P.W. (2001). A role for the PI-3 kinase signaling pathway in fear conditioning and synaptic plasticity in the amygdala. *Neuron* **31**: 841 – 851.
124. Liu L., Simon S.A. (1997). Capsazepine, a vanilloid receptor antagonist, inhibits nicotinic acetylcholine receptors in rat trigeminal ganglia. *Neurosci Lett* **228**: 29 – 32.
125. Lopshire J.C., Nicol G.D. (1998). The cAMP transduction cascade mediates the prostaglandin E_2 enhancement of the capsaicin-elicited current in rat sensory neurons: Whole cell and single-channel studies. *J Neurosci* **18**: 6081 – 6092.
126. Lukacs V., Thyagarajan B., Varnai P., Balla A., Balla T., Rohacs T. (2007) Dual regulation of TRPV1 by phosphoinositides. *J Neurosci* **27**: 7070 – 7080.
127. Ma Q.P. (2002). Expression of capsaicin receptor (VR1) by myelinated primary afferent neurons in rats. *Neurosci Lett* **319**: 87 – 90.
128. Mackie K. (2006). Cannabinoid receptors as therapeutic targets. *Annu Rev Pharmacol Toxicol* **46**: 101 – 122.
129. Mackie K., Hille B. (1992). Cannabinoids inhibit N-type calcium channels in neuroblastoma-glioma cells. *Proc Natl Acad Sci USA* **89**: 3825 – 3829.
130. Mackie K., Lai Y., Westenbroek R., Mitchell R. (1995). Cannabinoids activate an inwardly rectifying potassium conductance and inhibit Q-type calcium currents in AtT20 cells transfected with rat brain cannabinoid receptor. *J Neurosci* **15**: 6552 – 6561.
131. Magee J.C., Johnston D. (1997). A synaptically controlled, associative signal for Hebbian plasticity in hippocampal neurons. *Science* **275**: 209 – 213.
132. Maggi C.A. (1993). The pharmacological modulation of neurotransmitter release. In Wood J., Hrsg. Capsaicin in the Study of Pain. London: Academic Press, 161 – 189.

133. Mandadi S., Numazaki M., Tominaga M., Bhat M.B., Armati P.J., Roufogalis B.D. (2004). Activation of protein kinase C reverses capsaicin-induced calcium-dependent desensitization of TRPV1 ion channels. *Cell Calcium* **35**: 471 – 478.
134. Mandadi S., Tominaga T., Numazaki M., Murayama N., Saito N., Armati P.J., Roufogalis B.D., Tominaga M. (2006). Increased sensitivity of desensitized TRPV1 by PMA occurs through PKCepsilon-mediated phosphorylation at S800. *Pain* **123**: 106 – 116.
135. Manning B.H. (1998). A lateralized deficit in morphine antinociception after unilateral inactivation of the central amygdala. *J Neurosci* **18**: 9453 – 9470.
136. Manning B.H., Mayer D.J. (1995a). The central nucleus of the amygdala contributes to the production of morphine antinociception in the formalin test. *Pain* **63**: 141 – 152.
137. Manning B.H., Mayer D.J. (1995b). The central nucleus of the amygdala contributes to the production of morphine antinociception in the rat tail-flick test. *J Neurosci* **15**: 8199 – 8213.
138. Maren S. (1996). Synaptic transmission and plasticity in the amygdala. An emerging physiology of fear conditioning circuits. *Mol Neurobiol* **13**: 1 – 22.
139. Maren S. (1999). Long-term potentiation in the amygdala: a mechanism for emotional learning and memory. *Trends Neurosci* **22**: 561 – 567.
140. Maren S. (2001). Neurobiology of Pavlovian fear conditioning. *Annu Rev Neurosci* **24**: 897 – 931.
141. Maren S. (2003). The amygdala, synaptic plasticity, and fear memory. *Ann NY Acad Sci* **985**: 106 – 113.
142. Maren S., Fanselow M.S. (1995). Synaptic plasticity in the basolateral amygdala induced by hippocampal formation stimulation in vivo. *J Neurosci* **15**: 7548 – 7564.
143. Maren S., Fanselow M.S. (1996). The amygdala and fear conditioning: has the nut been cracked? *Neuron* **16**: 237 – 240.
144. Marincsák R., Tóth B.I., Czifra G., Szabó T., Kovács L., Bíró T. (2008). The analgesic drug, tramadol, acts as an agonist of the transient receptor potential vanilloid-1. *Anesth Analg* **106**: 1890 – 1896.
145. Marinelli S., Di Marzo V., Berretta N., Matias I., Maccarrone M., Bermardi G., Mercuri N.B. (2003). Presynaptic facilitation of glutamatergic synapses to dopaminergic neurons of the rat substantia nigra by endogenous stimulation of vanilloid receptors. *J Neurosci* **23**: 3136 – 3144.
146. Marinelli S., Vaughan C.W., Christie M.J., Connor M. (2002). Capsaicin activation of glutamatergic synaptic transmission in the rat locus coeruleus in vitro. *J Physiol* **543**: 531 – 540.
147. Marsch R., Foeller E., Rammes G., Bunck M., Kössl M., Holsboer F., Zieglgänsberger W., Landgraf R., Lutz B., Wotjak C.T., (2007). Reduced anxiety, conditioned fear, and hippocampal long-term potentiation in transient receptor potential vanilloid type 1 receptor-deficient mice. *Neuroscience* **27**: 832 – 839.
148. Marshall I.C., Owen D.E., Cripps T.V., Davis J.B., McNulty S., Smart D. (2003). Activation of vanilloid receptor 1 by resiniferatoxin mobilizes calcium from inositol 1,4,5-trisphosphate-sensitive stores. *Br J Pharmacol* **138**: 172 – 176.
149. Marsicano G., Lutz, B. (1999). Expression of the cannabinoid receptor CB1 in distinct neuronal subpopulations in the adult mouse brain. *Eur J Neurosci* **11**: 4213 – 4225.

150. Marsicano G., Wotjak C.T., Azad S.C., Bisogno T., Rammes G., Cascio M.G., Hermann H., Tang J., Hofmann C., Zieglgänsberger W., Di M.V., Lutz B. (2002). The endogenous cannabinoid system controls extinction of aversive memories. *Nature* **418**: 530 – 534.
151. Matta J.A., Cornett P.M., Miyares R.L., Abe K., Sahibzada N., Ahern G.P. (2008). General anesthetics activate a nociceptive ion channel to enhance pain and inflammation. *Proc Natl Acad Sci USA* **105**: 8784 – 8789.
152. McDonald A.J. (1998). Cortical pathways to the mammalian amygdala. *Prog Neurobiol* **55**: 257 – 332.
153. McDonald A.J., Augustine J.R. (1993). Localization of GABA-like immunoreactivity in the monkey amygdala. *Neuroscience* **52**: 281 – 294.
154. McGaugh J. (2002). Memory consolidation and the amygdala: a systems perspective. *Trends Neurosci* **25**: 456.
155. McIntyre P., McLatchie L.M., Chambers A., Phillips E., Clarke M., Savidge J., Toms C., Peacock M., Shah K., Winter J., Weerasakera N., Webb M., et al. (2001). Pharmacological differences between the human and rat vanilloid receptor 1 (VR1). *Br J Pharmacol* **132**: 1084 – 1094.
156. McLaughlin P.J., Qian L., Wood J.T., Wisniecki A., Winston K.M., Swezey L.A., Ishiwari K., Betz A.J., Pandarinathan L., Xu W., Makriyannis A., Salamone J.D. (2006). Suppression of food intake and food-reinforced behavior produced by the novel CB1 receptor antagonist/inverse agonist AM 1387. *Pharmacol Biochem Behav* **83**: 396 – 402.
157. McWilliams L.A., Cox B.J., Enns M.W. (2003). Mood and anxiety disorders associated with chronic pain: an examination in a nationally representative sample. *Pain* **106**: 127 – 133.
158. Meagher M.W., Arnau R.C., Rhudy J.L. (2001). Pain and emotion: effects of affective picture modulation. *Psychosom Med* **63**: 79 – 90.
159. Medina J.H., Izquierdo I. (1995). Retrograde messengers, long-term potentiation and memory. *Brain Res Rev* **21**: 185 – 194.
160. Meseguer V., Karashima Y., Talavera K., D'Hoedt D., Donovan-Rodríguez T., Viana F., Nilius B., Voets T. (2008). Transient receptor potential channels in sensory neurons are targets of the antimycotic agent clotrimazole. *J Neurosci* **28**: 576 – 586.
161. Mezey E., Toth Z.E., Cortright D.N., Arzubi M.K., Krause J.E., Elde R., Guo A., Blumberg P.M., Szallasi A. (2000). Distribution of mRNA for vanilloid receptor subtype 1 (VR1), and VR1-like immunoreactivity, in the central nervous system of the rat and human. *Proc Natl Acad Sci USA* **97**: 3655 – 3660.
162. Micale V., Cristino L., Tamburella A., Petrosino S., Leggio G.M., Drago F., Di Marzo V. (2009). Anxiolytic Effects in Mice of a Dual Blocker of Fatty Acid Amide Hydrolase and Transient Receptor Potential Vanilloid Type-1 Channels. *Neuropsychopharmacology* **34**: 593 – 606.
163. Michael G.J., Priestly J.V. (1999). Differential expression of the mRNA for the vanilloid receptor subtype 1 in cells of the adult rat dorsal root and nodose ganglia and its downregulation by axotomy. *J Neurosci* **19**: 1844 – 1854.
164. Millan M.J. (1999). The induction of pain: an integrative review. *Progr Neurobiol* **57**: 1 – 164.
165. Miyamoto T., Dubin A.E., Petrus M.J., Patapoutian A. (2009). TRPV1 and TRPA1 mediate peripheral nitric oxide-induced nociception in mice. *PLoS One* **4**: e7596.

166. Montell C. (2005). The TRP superfamily of cation channels. *Sci STKE* **272**: re3.
167. Muccioli G.G., Lambert D.M. (2005). Current knowledge on the antagonists and inverse agonists of cannabinoid receptors. *Curr Med Chem* **12**: 1361 – 1394.
168. Müller T., Albrecht D., Gebhardt C. (2009). Both NR2A and NR2B subunits of the NMDA receptor are critical for long-term potentiation and long-term depression in the lateral amygdala of horizontal slices of adult mice. *Learn Mem* **16**: 395 – 405.
169. Nagy J.I., Vincent S.R., Staines W.A., Fibiger H.C., Reisine T.D., Yamamura H.I. (1980). Neurotoxic action of capsaicin on spinal substance P neurons. *Brain Res* **186**: 435 – 444.
170. Nelson E.K. (1919). The constitution of capsaicin, the pungent principle of capsicum. *J Am Chem Soc* **41**: 1115 – 1121.
171. Nilius B., Owsianik G., Voets T., Peters J.A. (2007). Transient receptor potential cation channels in disease. *Physiol Rev* **87**: 165 – 217.
172. Nilius B., Talavera K., Owsianik G., Prenen J., Droogmans G., Voets T. (2005). Gating of TRP channels: a voltage connection? *J Physiol* **567**: 35 – 44.
173. Nowicky A.V., Teyler T.J., Vardaris R.M. (1987). The modulation of long-term potentiation by delta-9-tetrahydrocannabinol in the rat hippocampus, in vitro. *Brain Res Bull* **19**: 663 – 672.
174. O'Dell T.J., Huang P.L., Dawson T.M., Dinerman J.L., Snyder S.H., Kandel E.R., Fishman M.C. (1994). Endothelial NOS and the blockade of LTP by NOS inhibitors in mice lacking neuronal NOS. *Science* **265**: 542 – 546.
175. Okere C.O., Kaba H., Higuchi T. (2000). Importance of endogenous nitric oxide synthase in the rat hypothalamus and amygdala in mediating the response to capsaicin. *J Comp Neurol* **423**: 670 – 686.
176. Pare D., Collins D.R. (2000). Neuronal correlates of fear in the lateral amygdala: multiple extracellular recordings in conscious cats. *J Neurosci* **20**: 2701 – 2710.
177. Paul C., Schöberl F., Weinmeister P., Micale V., Wotjak C.T., Hofmann F., Kleppisch T. (2008). Signaling through cGMP-dependent protein kinase I in the amygdala is critical for auditory-cued fear memory and long-term potentiation. *J Neurosci* **28**: 14202 – 14212.
178. Paxinos G., Watson C. (1998). The rat brain – in sterotaxic coordinates. Vierte Auflage. San Diego: Academic Press, Abbildung 97.
179. Perry L., Dickau R., Zarrillo S., Holst I., Pearsall D.M., Piperno D.R., Berman, M.J., Cooke R.G., Rademaker K., Ranere A.J., Raymond J.S., Sandweiss D.H., Scaramelli F., Tarble K., Zeidler J.A. (2007). Starch fossils and the domestication and dispersal of chili peppers (Capsicum spp. L.) in the Americas. *Science* **315**: 986 – 988.
180. Piomelli D., Beltramo M., Giuffrida A., Stella N. (1998). Endogenous cannabinoid signaling. *Neurobiol Dis* **5**: 462 – 473.
181. Pitkänen A., Kelly J.L., Amaral D.G. (2002). Projections from the lateral, basal, and accessory basal nuclei of the amygdala to the entorhinal cortex in the macaque monkey. *Hippocampus* **12**: 186 – 205.
182. Pitkänen A., Pikkarainen M., Nurminen N., Ylinen A. (2000). Reciprocal connections between the amygdala and the hippocampal formation, perirhinal cortex, and postrhinal cortex in rat. A review. *Ann NY Acad Sci* **911**: 369 – 391.
183. Pitkänen A. (2000). Connectivity in the rat amygdaloid complex. In Aggleton J.P., Hrsg. The Amygdala: A functional analysis. Zweite Auflage. Oxford: University Press, 31 – 116.

Literaturverzeichnis

184. Poblete I.M., Orliac M.L., Briones R., Adler-Graschinsky E., Huidobro-Toro J.P. (2005). Anandamide elicits an acute release of nitric oxide through endothelial TRPV1 receptor activation in the rat arterial mesenteric bed. *J Physiol* **568**: 539 – 551.
185. Pollandt S., Drephal C., Albrecht D. (2003). 8-OH-DPAT suppresses the induction of LTP in brain slices of the rat lateral amygdala. *Neuroreport* **14**: 895 – 897.
186. Premkumar L.S, Ahern G.P. (2000). Induction of vanilloid receptor channel activity by protein kinase C. *Nature* **408**: 985 – 990.
187. Prescott E.D., Julius D. (2003). A modular PIP2 binding site as a determinant of capsaicin receptor sensitivity. *Science* **300**: 1284 – 1288.
188. Price J.L. (2003). Comparative aspects of amygdala connectivity. *Ann NY Acad Sci* **985**: 50 – 58.
189. Price J.L., Russchen F.T., Amaral D.G. (1987). The Limbic Region II: The amygdaloid complex. In Björklund A., Hökfeld T., Swanson L.W., Hrsg. Handbook of Chemical Neuroanatomy, Volume 5, Integrated Systems of the CNS, Part I. Amsterdam: Elsevier, 279 – 388.
190. Quirk G.J., Gehlert D.R. (2003). Inhibition of the amygdala: key to pathological states? Ann NY Acad Sci **985**: 263 – 272.
191. Quirk G.J., Repa C., LeDoux J.E. (1995). Fear conditioning enhances short-latency auditory responses of lateral amygdala neurons: parallel recordings in the freely behaving rat. *Neuron* **15**: 1029 – 1039.
192. Racine R.J., Milgram N.W., Hafner S. (1983). Long-term potentiation phenomena in the rat limbic forebrain. *Brain Res* **260**: 216 – 231.
193. Radwanska K., Nikolaev E., Knapska E., Kaczmarek L. (2002). Differential response of two subdivisions of lateral amygdala to aversive conditioning as revealed by C-Fos and P-ERK mapping. *Neuroreport* **13**: 2241 – 2246.
194. Rainnie D.G., Asprodini E.K., Shinnick-Gallagher P. (1991a). Excitatory transmission in the basolateral amygdala. *J Neurophysiol* **66**: 986 – 998.
195. Rainnie D.G., Asprodini E.K., Shinnick-Gallagher P. (1991b). Inhibitory transmission in the basolateral amygdala. *J Neurophysiol* **66**: 999 – 1009.
196. Rampon C., Tsien, J.Z. (2000). Genetic analysis of learning behavior-induced structural plasticity. *Hippocampus* **10**: 605 – 609.
197. Rau V., Oh I., Laster M., Eger E.I. 2nd, Fanselow M.S. (2009). Isoflurane suppresses stress-enhanced fear learning in a rodent model of post-traumatic stress disorder. *Anesthesiology* **3**: 487 – 495.
198. Reichling D.B., Levine J.D. (1997). Heat transduction in rat sensory neurons by calcium-dependent activation of a cation channel. *Proc Natl Acad Sci USA* **94**: 7006 – 7011.
199. Reilly C.A., Taylor J.L., Lanza D.L., Carr B.A., Crouch D.J., Yost G.S. (2003). Capsaicinoids cause inflammation and epithelial cell death through activation of vanilloid receptors. *Toxicol Sci* **73**: 170 – 181.
200. Renton T., Yiangou Y., Baecker P.A., Ford A.P., Anand P. (2003). Capsaicin receptor VR1 and ATP purinoceptor P2X3 in painful and nonpainful human tooth pulp. *J Orofac Pain* **17**: 245 – 250.
201. Rhudy J.L., Meagher M.W. (2003). Negative affect: effects on an evaluative measure of human pain. *Pain* **104**: 617 – 626.

Literaturverzeichnis

202. Roberts J.C., Davis J.B., Benham C.D. (2004). [^{3}H]resiniferatoxin autoradiography in the CNS of wild-type and TPRV1 null mice defines TRPV1 (VR-1) protein distribution. *Brain Res* **995**: 176 – 183.
203. Rodrigues S.M., Farb C.R., Bauer E.P., LeDoux J.E., Schafe G.E. (2004a). Pavlovian fear conditioning regulates Thr286 auto-phosphorylation of Ca2+/calmodulin-dependent protein kinase II at lateral amygdala synapses. *J Neurosci* **24**: 3281 – 3288.
204. Rodrigues S.M., Schafe G.E., LeDoux J.E. (2004b). Molecular mechanisms underlying emotional learning and memory in the lateral amygdala. *Neuron* **44**: 75 – 91.
205. Rogan M.T., Stäubli U.V., LeDoux J.E. (1997a). AMPA receptor facilitation accelerates fear learning without altering the level of conditioned fear acquired. *J Neurosci* **15**: 5928 – 5935.
206. Rogan M.T., Stäubli U.V., LeDoux J.E. (1997b). Fear conditioning induces associative long-term potentiation in the amygdala. *Nature* **390**: 604 – 607.
207. Rossi C.S., Vasington F.D., Carafoli E. (1973). The effect of ruthenium red on the uptake and release of Ca^{2+} by mitochondria. *Biochem Biophys Res Commun* **50**: 846 - 852.
208. Sah P., Faber E.S., Lopez D.A., Power J. (2003). The amygdaloid complex: anatomy and physiology. *Physiol Rev* **83**: 803 – 834.
209. Samson R.D., Dumont E.C., Pare D. (2003). Feedback inhibition defines transverse processing modules in the lateral amygdala. *J Neurosci* **23**: 1966 – 1973.
210. Samson R.D., Pare D. (2006). A spatially structured network of inhibitory and excitatory connections directs impulse traffic within the lateral amygdala. *Neuroscience* **141**: 1599 – 1609.
211. Sanchez J.F., Krause J.E., Cortright D.N. (2001). The distribution and regulation of vanilloid receptor VR1 and VR1 5' splice variant RNA expression in rat. *Neuroscience* **107**: 373 – 381.
212. Schafe G.E., Atkins C.M., Swank M.W., Bauer E.P., Sweatt J.D., LeDoux J.E. (2000). Activation of ERK/MAP kinase in the amygdala is required for memory consolidation of pavlovian fear conditioning. *J Neurosci* **20**: 8177 – 8187.
213. Schafe G.E., Bauer E.P., Rosis S., Farb C.R., Rodrigues S.M., LeDoux J.E. (2005). Memory consolidation of Pavlovian fear conditioning requires nitric oxide signaling in the lateral amygdala. *Eur J Neurosci* **22**: 201 – 211.
214. Schafe G.E., Nader K., Blair H.T., LeDoux J.E. (2001). Memory consolidation of Pavlovian fear conditioning: a cellular and molecular perspective. *Trends Neurosci* **24**: 540 – 546.
215. Schmahl C.G., Vermetten E., Elzinga B.M., Douglas Bremmer J. (2003). Magnetic resonance imaging of hippocampal and amygdala volume in women with childhood abuse and borderline personality disorder. *Psychiatry Res* **122**: 193 – 198.
216. Schneider F., Grodd W., Weiss U., Klose U., Mayer K.R., Nagele T., Gur R.C. (1997). Functional MRI reveals left amygdala activation during emotion. *Psychiatry Res* **76**: 75 – 82.
217. Schroeder B.W., Shinnick-Gallagher P. (2004). Fear memories induce a switch in stimulus response and signaling mechanisms for long-term potentiation in the lateral amygdala. *Eur J Neurosci* **20**: 549 – 556.
218. Schubert M., Drephal C., Albrecht D. (2008). Gender-dependent ATPA-induced changes in long-term potentiation in the rat lateral amygdala. *FASEB J* **22**: 1268 – 1274.

Literaturverzeichnis

219. Schubert M., Siegmund H., Pape H.C., Albrecht D. (2005). Kindling-induced changes in plasticity of the rat amygdala and hippocampus. *Learn Mem* **12**: 520 – 526.
220. Southall M.D., Li T., Gharibova L.S., Pei Y., Nicol G.D., Travers J.B. (2003). Activation of epidermal vanilloid receptor-1 induces release of proinflammatory mediators in human keratinocytes. *J Pharmacol Exp Ther* **304**: 217 – 222.
221. Stein C., Davidowa H., Albrecht D. (2000). 5-HT(1A) receptor-mediated inhibition and 5-HT(2) as well as 5-HT(3) receptor-mediated excitation in different subdivisions of the rat amygdala. *Synapse* **38**: 328 – 337.
222. Sterner O., Szallasi A. (1999). Novel natural vanilloid receptor agonists: New therapeutic targets for drug development. *Trends Pharmacol Sci* **20**: 459 – 465.
223. Stuart G.J., Häusser M. (2001). Dendritic coincidence detection of EPSPs and action potentials. *Nat Neurosci* **4**: 63 – 71.
224. Stutzmann G.E., LeDoux J.E. (1999). GABAergic antagonists block the inhibitory effects of serotonin in the lateral amygdala: a mechanism for modulation of sensory inputs related to fear conditioning. *J Neurosci* **19**: RC8.
225. Sweatt J.D. (2004). Mitogen-activated protein kinases in synaptic plasticity and memory. *Curr Opin Neurobiol* **14**: 311–317.
226. Szabo T., Biro T., Gonzalez A.F., Palkovits M., Blumberg P.M. (2002). Pharmacological characterization of vanilloid receptor located in the brain. *Brain Res Mol Brain Res* **98**: 51 – 57.
227. Szallasi A., Appendino G. (2004). Vanilloid receptor TRPV1 antagonists as the next generation of painkillers. Are we putting the cart before the horse? *J Med Chem* **47**: 2717 – 2723.
228. Szallasi A., Blumberg P.M. (1989). Resiniferatoxin, a phorbol-related diterpene, acts as an ultrapotent analog of capsaicin, the irritant constituent in red pepper. *Neuroscience* **30**: 515 – 520.
229. Szallasi A., Nilsson S., Farkas-Szallasi T., Blumberg P.M., Hokfelt T., Lundberg J.M. (1995). Vanilloid (capsaicin) receptors in the rat: distribution in the brain, regional differences in the spinal cord, axonal transport to the periphery, and depletion by systemic vanilloid treatment. *Brain Res* **703**: 175 – 183.
230. Szolcsanyi J. (2004). Forty years in capsaicin research for sensory pharmacology and physiology. *Neuropeptides* **38**: 377 – 384.
231. Tebartz van Elst L., Woermann F.G., Lemieux L., Trimble M.R. (1999). Amygdala enlargement in dysthymia – a volumetric study of patients with temporal lobe epilepsy. *Biological Psychiatry* **46**: 1614 – 1623.
232. Tebartz van Elst L., Woermann F.G., Lemieux L., Trimble M.R. (2000). Increased amygdala volumes in female and depressed humans. A quantitative magnetic resonance imaging study. *Neuroscience Letters* **281**: 103 – 106.
233. Terranova J.P., Michaud J.C., Le Fur G., Soubrié P. (1995). Inhibition of long-term potentiation in rat hippocampal slices by anandamide and WIN55212-2: reversal by SR141716 A, a selective antagonist of CB1 cannabinoid receptors. *Naunyn Schmiedebergs Arch Pharmacol* **352**: 576 – 579.
234. Thresh L. T. (1846). Isolation of capsaicin. *Pharm J* **6**: 941.
235. Tominaga M., Caterina M.J., Malmberg A.B., Rosen T.A., Gilbert H., Skinner K., Raumann B.E., Basbaum A.I., Julius D. (1998). The cloned capsaicin receptor integrates multiple pain-producing stimuli. *Neuron* **21**: 531 – 543.

Literaturverzeichnis

236. Tóth A., Blumberg P.M., Boczán J. (2009). Anandamide and the vanilloid receptor (TRPV1). *Vitam Horm* **81**: 389 – 419.
237. Tóth A., Wang Y., Kedei N., Tran R., Pearce L.V., Kang S.U., Jin M.K., Choi H.K., Lee J., Blumberg P.M. (2005). Different vanilloid agonists cause different patterns of calcium response in CHO cells heterologously expressing rat TRPV1. *Life Sci* **76**: 2921 – 2932.
238. Trevisani M., Smart D., Gunthorpe M.J., Tognetto M., Barbieri M., Campi B., Amadesi S., Gray J., Jerman J.C., Brough S.J., Owen D., Smith G.D. et al. (2002). Ethanol elicits and potentiates nociceptor responses via the vanilloid receptor-1. *Neurosci* **5**: 546 – 551.
239. Tsvetkov E., Carlezon W.A., Benes F.M., Kandel E.R., Bolshakov V.Y. (2002). Fear conditioning occludes LTP-induced presynaptic enhancement of synaptic transmission in the cortical pathway to the lateral amygdala. *Neuron* **34**: 289 – 300.
240. Van der Aa F., Roskams T., Blyweert W., De Ridder D. (2003). Interstitial cells in the human prostate: a new therapeutic target? *Prostate* **56**: 250 – 255.
241. Van Der Stelt M., Di Marzo V. (2004). Endovanilloids. Putative endogenous ligands of transient receptor potential vanilloid 1 channels. *Eur J Biochem* **271**: 1827 – 1834.
242. Varga A., Bölcskei K., Szöke E., Almási R., Czéh G., Szolcsányi J., Pethö G. (2006). Relative roles of protein kinase A and protein kinase C in modulation of transient receptor potential vanilloid type 1 receptor responsiveness in rat sensory neurons in vitro and peripheral nociceptors in vivo. *Neuroscience* **140**: 645 – 657.
243. Vellani V., Mapplebeck S., Moriondo A., Davis J.B., McNaughton P.A. (2001). Protein kinase C activation potentiates gating of the vanilloid receptor VR1 by capsaicin, protons, heat and anandamide. *J Phys* **534**: 813 – 825.
244. Vennekens R., Owsianik G., Nilius B. (2008). Vanilloid transient receptor potential cation channels: an overview. *Curr Pharm Des* **14**: 18 – 31.
245. Vermetten E., Schmahl C., Lindner S., Loewenstein R.J., Bremner J.D. (2006). Hippocampal and amygdalar volumes in dissociative identity disorder. *Am J Psychiatry* **163**: 630 – 636.
246. von Bohlen und Halbach O., Albrecht D. (1998a). Angiotensin II inhibits long-term potentiation within the lateral nucleus of the amygdala through AT1 receptors. *Peptides* **19**: 1031 – 1036.
247. von Bohlen und Halbach O., Albrecht D. (1998b). Tracing of axonal connectivities in a combined slice preparation of rat brains – a study by rhodamine-dextran-amine-application in the lateral nucleus of the amygdala. *J Neurosci Methods* **81**: 169 – 175.
248. von Bohlen und Halbach O., Albrecht D. (2002). Reciprocal connections of the hippocampal area CA1, the lateral nucleus of the amygdala and cortical areas in a combined horizontal slice preparation. *Neurosci Res* **44**: 91 – 100.
249. von Bohlen und Halbach O., Albrecht D., Heinemann U., Schuchmann S. (2002). Spatial nitric oxide imaging using 1,2-diaminoanthraquinone to investigate the involvement of nitric oxide in long-term potentiation in rat brain slices. *Neuroimage* **15**: 633 – 639.
250. Vriens J., Appendino G., Nilius B. (2009). Pharmacology of vanilloid transient receptor potential cation channels. *Mol Pharmacol* **75**: 1262 – 1279.
251. Vyklicky L., Lyfenko A., Susankova K., Teisinger J., Vlachova V. (2002). Reducing agent dithiothreitol facilitates activity of the capsaicin receptor VR1-1. *Neuroscience* **111**: 435 – 441.

252. Wahl P., Foged C., Tullin S., Thomsen C. (2001). Iodo-resiniferatoxin, a new potent vanilloid receptor antagonist. *Mol Pharmacol* **59**: 9 – 15.
253. Walker K.M., Urban L., Medhurst S.J., Patel S., Panesar M., Fox A.J., McIntyre P. (2003). The VR1 antagonist capsazepine reverses mechanical hyperalgesia in models of inflammatory and neuropathic pain. *J Pharmacol Exp Ther* **304**: 56 – 62.
254. Waning J., Vriens J., Owsianik G., Stüwe L., Mally S., Fabian A., Frippiat C., Nilius B., Schwab A. (2007). A novel function of capsaicin-sensitive TRPV1 channels: involvement in cell migration. *Cell Calcium* **42**: 17 – 25.
255. Ward S.M., Bayguinov J., Won K.J., Grundy D., Berthoud H.R. (2003). Distribution of the vanilloid receptor (VR1) in the gastrointestinal tract. *J Comp Neurol* **465**: 121 – 135.
256. Watanabe Y., Ikegaya Y., Saito H., Abe K. (1995). Roles of GABAA, NMDA and muscarinic receptors in induction of long-term potentiation in the medial and lateral amygdala in vitro. *Neurosci Res* **21**: 317 – 322.
257. Watkins J.C., Evans R.H. (1981). Excitatory amino acid transmitters. *Annu Rev Pharmacol Toxicol* **21**: 165 – 204.
258. Weisskopf M.G., Bauer E.P., LeDoux J.E. (1999). L-type voltage-gated calcium channels mediate NMDA-independent associative long-term potentiation at thalamic input synapses to the amygdala. *J Neurosci* **19**: 10512 – 10519.
259. Werka T. (1997). The effects of the medial and cortical amygdala lesions on poststress analgesia in rats. *Behav Brain Res* **86**: 59 – 65.
260. Williams J.H., Li Y.G., Nayak A., Errington M.L., Murphy K.P., Bliss T.V. (1993). The suppression of long-term potentiation in rat hippocampus by inhibitors of nitric oxide synthase is temperature and age dependent. *Neuron* **11**: 877 – 884.
261. Wilson K.G., Mikail S.F., D'Eon J.L., Minns J.E. (2001). Alternative diagnostic criteria for major depressive disorder in patients with chronic pain. *Pain* **91**: 227 – 234.
262. Witte D.G., Cassar S.C., Masters J.N., Esbenshade T., Hancock A.A. (2002). Use of a fluorescent imaging plate reader-based calcium assay to assess pharmacological differences between the human and rat vanilloid receptor. *J Biomol Screen* **7**: 466 – 475.
263. Woolf N.J. (1998). A structural basis for memory storage in mammals. *Prog Neurobiol* **55**: 59 – 77.
264. Xin H., Tanaka H., Yamaguchi M., Takemori S., Nakamura A., Kohama K. (2005). Vanilloid receptor expressed in the sarcoplasmic reticulum of rat skeletal muscle. *Biochem Biophys Res Commun* **332**: 756 – 762.
265. Yang K., Kumamoto E., Furue H., Yoshimura M. (1998). Capsaicin facilitates excitatory but not inhibitory synaptic transmission in substantia gelatinosa of the rat spinal cord. *Neurosci Lett* **255**: 135 – 138.
266. Yiangou Y., Facer P., Dyer N.H., Chan C.L., Knowles C., Williams N.S., Anand P. (2001a). Vanilloid receptor 1 immunoreactivity in flamed human bowel. *Lancet* **357**: 1338 – 1339.
267. Yiangou Y., Facer P., Ford A., Brady C., Wiseman O., Fowler C.J., Anand P. (2001b). Capsaicin receptor VR1 and ATP-gated ion channel P2X3 in human urinary bladder. *BJU Int* **87**: 774 – 779.
268. Zald D.H. (2003). The human amygdala and the emotional evaluation of sensory stimuli. *Brain Res Rev* **41**: 88 – 123.
269. Zhang N., Inan S., Cowan A., Sun R., Wang J.M., Rogers T.J., Caterina M., Oppenheim J.J. (2005). A proinflammatory chemokine, CCL3, sensitizes the heat- and capsaicin-gated ion channel TRPV1. *Proc Natl Acad Sci USA* **102**: 4536 – 4541.

270. Zhou H.Y., Zhang H.M., Chen S.R., Pan H.L. (2007). Increased nociceptive input rapidly modulates spinal GABAergic transmission through endogenously released glutamate. *J Neurophysiol* **97**: 871 – 882.
271. Zhu P.J., Lovinger D.M. (2005). Retrograde endocannabinoid signaling in a postsynaptic neuron/synaptic bouton preparation from basolateral amygdala. *J Neurosci* **25**: 6199 – 6207.

7. Anhang

7.1. Tabellenverzeichnis

Tab. 1.1. Möglicher therapeutischer Nutzen von TRPV1-Agonisten/-Antagonisten ... 24
Tab. 2.1. Name und wichtige Eigenschaften der verwendeten Substanzen ... 35

7.2. Abbildungsverzeichnis

Abb. 1.1. Mechanismen der Langzeitpotenzierung in der lateralen Amygdala ... 14
Abb. 1.2. Nachweis des TRPV1-Proteins in der lateralen Amygdala ... 17
Abb. 1.3. Nachweis des TRPV1-Proteins in der Amygdala ... 18
Abb. 1.4. Schematische Darstellung des möglichen TRPV1-Rezeptor-Aufbaus ... 19
Abb. 2.1. Horizontaler Hirnschnitt mit Positionierung der Reiz- und Ableitelektroden ... 31
Abb. 2.2. Coronaler Hirnschnitt mit Positionierung der Reiz- und Ableitelektroden ... 32
Abb. 2.3. Flussdiagramme zur Verdeutlichung des experimentellen Vorgehens ... 34
Abb. 2.4. Darstellung eines typischen Feldpotenzials vor und nach Stimulus ... 37
Abb. 3.1. Langzeitpotenzierung im horizontalen Hirnschnitt ... 39
Abb. 3.2. Vergleich der Langzeitpotenzierung im horizontalen und coronalen Hirnschnitt unter Kontrollbedingungen ... 40
Abb. 3.3. Hemisphärendifferenz der Langzeitpotenzierung bei Kontrollmessungen ... 41
Abb. 3.4. Einfluss von 1 µM und 10 µM Capsaicin auf die Input-/Output-Kurve ... 42
Abb. 3.5. Einfluss des TRPV1-Agonisten Capsaicin auf die LA-LTP ... 43
Abb. 3.6. Einfluss von Capsaicin in den Konzentrationen 3 µM und 10 µM auf die HFS-induzierte LA-LTP ... 44
Abb. 3.7. LA-LTP unter dem Einfluss von Capsaicin im coronalen Hirnschnitt ... 45
Abb. 3.8. Untersuchung der Hemisphärendifferenz der Langzeitpotenzierung unter 1 µM Capsaicin ... 46
Abb. 3.9. Zusammenfassendes Balkendiagramm zur Verdeutlichung der Hemisphärendifferenz der LA-LTP unter Kontrollbedingungen und bei Capsaicin-Gabe ... 47
Abb. 3.10. Langzeitpotenzierung unter dem Einfluss von Capsaicin bei IN-Reizung ... 48
Abb. 3.11. Geschlechtsabhängigkeit des Capsaicin-Effekts auf die LA-LTP ... 49
Abb. 3.12. Langzeitpotenzierung unter dem Einfluss von 10 µM Capsaicin bei 1 Jahr alten Mäusen (nNOS-Wildtyp) ... 50
Abb. 3.13. Einfluss von Capsazepin bei Koapplikation von Capsaicin auf die LA-LTP ... 51
Abb. 3.14. Prüfung auf Rezeptorspezifität der Capsaicin-vermittelten Hemmung ... 52
Abb. 3.15. Langzeitpotenzierung unter dem Einfluss von Gabazin und Capsaicin ... 54
Abb. 3.16. Untersuchung der Hemisphärendifferenz der LA-LTP bei Koapplikation von Gabazin und Capsaicin ... 55

Anhang
Abbildungsverzeichnis

Abb. 3.17. Langzeitpotenzierung unter dem Einfluss von Gabazin und Capsaicin unter hohen Kalzium- und Magnesiumkonzentrationen 56

Abb. 3.18. Langzeitpotenzierung unter dem Einfluss von CGP und Capsaicin bei erhöhten Kalzium- und Magnesium-Konzentrationen 57

Abb. 3.19. LA-LTP unter dem Einfluss von L-NAME und unter Kontrollbedingungen 58

Abb. 3.20. Untersuchung der Hemisphärendifferenz der LA-LTP unter L-NAME 59

Abb. 3.21. Langzeitpotenzierung bei nNOS-Wildtyp- und nNOS-Knockout-Mäusen unter Kontrollbedingungen und Vergleich der LA-LTP bei nNOS-Knockout-Mäusen mit Kontrollmäusen unter 200 µM L-NAME 60

Abb. 3.22. Langzeitpotenzierung unter dem Einfluss von 200 µM L-NAME 61

Abb. 3.23. Einfluss von Capsaicin und L-NAME auf die LA-LTP der linken und rechten Hemisphäre 62

Abb. 3.24. Langzeitpotenzierung unter dem Einfluss von Capsaicin bei nNOS-Knockout-Mäusen 62

Abb. 3.25. Einfluss von Capsaicin auf die LA-LTP der linken und rechten Hemisphäre und zusammenfassendes Balkendiagramm 63

Abb. 3.26. Einfluss von AM251 auf die LA-LTP und Prüfung auf Hemisphärendifferenz 64

Abb. 3.27. Langzeitpotenzierung unter dem Einfluss von AM251 und Capsaicin 65

Abb. 3.28. Einfluss von AM251 und Capsaicin auf die LTP in der linken und rechten Hemisphäre 66

Abb. 3.29. Zusammenfassendes Balkendiagramm der Messungen unter Capsaicin, L-NAME und AM251 67

Abb. 4.1. Mögliche Mechanismen der Capsaicin-vermittelten Hemmung der LA-LTP nach Äther-Narkose 81

Abb. 4.2. Mögliche Mechanismen der Capsaicin-vermittelten Fazilitierung der LA-LTP nach Isofluran-Narkose 83

7.3. Abkürzungsverzeichnis

Abb.:	Abbildung
ACSF:	künstlich hergestellte Nährlösung, *artificial cerebrospinal fluid*
AMPA:	α-Amino-3-Hydroxy-5-Methyl-4-Isoxazolpropionsäure*(acid)*
AM251:	CB1-Rezeptor-Antagonist, N-(Piperidin-1-yl)-5-(4-Iodophenyl)-1-(2,4-Dichlorophenyl)-4-Methyl-1H-Pyrazol-3-Carboxamid
AT:	Anandamid-Transporter
ATP:	Adenosintriphosphat
CA 1/2/3:	Cornu ammonis 1/2/3, Regionen des Hippocampus
Ca^{2+}:	Kalzium
CaMKII:	Kalzium-/Calmodulin-abhängige Proteinkinase II
CaMKII-alpha:	alpha-Untereinheit der Kalzium-/Calmodulin-abhängige Proteinkinase II
cAMP:	zyklisches Adenosinmonophosphat
CREB:	*cAMP response element binding protein* (Transkriptionsfaktor)
CRE:	Promotor von CREP, *cAMP response element*
CNQX:	Glutamat-Rezeptor-Antagonist, 6-Cyano-7-Nitroquinoxalin-2,3-Dion
CGP55845:	$GABA_B$-Rezeptor-Antagonist, (2S)-3-[[(1S)-1-(3,4-Dichlorophenyl)Ethyl]Amino-2-Hydroxypropyl](Phenylmethyl)Phosphinsäure
cGK:	cGMP-abhängige Proteinkinase
EC:	Capsula externa, externe Kapsel
EC-Reizung:	Reizung von Fasern, die in der externen Kapsel verlaufen
EMT:	Endocannabinoid-Membrantransporter
eNOS:	endotheliale NO-Synthase
ENaC:	epitheliale Natriumkanäle(*channel*)
E-LTP:	frühe Phase der Langzeitpotenzierung, *early-LTP*
EPSP:	erregendes postsynaptisches Potenzial, *excitatory postsynaptic potential*
ERK:	extrazelluläre Signal-regulierende Kinase
FAAH:	Fettsäure*(acid)*amid-Hydrolase
GABA:	Gammaaminobuttersäure*(acid)*
G-Proteine:	Guanosintriphosphat aktiviertes Protein
HFS:	Hochfrequenzstimulus, -stimulierung, -reiz, *high-frequency stimulus*
IN:	intranukleär, Positionierung innerhalb des lateralen Amygdalakerns
IN-Reizung:	intranukleäre Reizung von Fasern innerhalb des lateralen Amygdalakerns
iNOS:	induzierbare NO-Synthase
I/O-Kurve:	Eingangs-/Ausgangs-Kurve, Input-/Output-Kurve
IP_3:	Inositol-1,4,5-triphosphat
IPSP:	hemmendes postsynaptisches Potenzial, *inhibitory postsynaptic potential*
IP_3:	Inositoltrisphosphat
K^+:	Kalium
LA:	laterale Amygdala
LA-LTP:	Langzeitpotenzierung an Neuronen des lateralen Amygdalakerns
L-NAME:	NO-Synthase-Inhibitor, Nitro-L-Arginin-Methyl-Ester-Hydrochlorid
L-LTP:	späte Phase der Langzeitpotenzierung, *late-LTP*
LTP:	Langzeitpotenzierung, *long-term potentiation*
LTD:	Langzeitdepression, *long-term depression*

Anhang
Abkürzungsverzeichnis

L-Type-VGCC:	spannungsabhängige Kalziumkanal vom L-Typ, *L-type-voltage gated calcium channel*
MAP-Kinase:	mitogenaktivierte Proteinkinase
mEPSC	exzitatorische postsynaptische Miniatur-Ströme, *miniature excitatory postsynaptic currents*
Mg^{2+}:	Magnesium
min:	Minuten
mIPSC:	inhibitorische postsynaptische Miniatur-Ströme, *miniature inhibitory postsynaptic currents*
Na^+:	Natrium
nACh-Rezeptor:	nikotinerger Acetylcholin-Rezeptor
NGF:	Nervenwachstumsfaktor, *nerve growth factor*
nNOS:	neuronale NO-Synthase
NMDA:	N-Methyl-D-Aspartat
NO:	Stickstoffmonoxid, *nitric oxide*
PIP2:	Phosphatidyl-Inositol-Bisphosphat
PKA:	Proteinkinase A
PKC:	Proteinkinase C
Rp-8-Cl-cAMPS:	PKA-Inhibitor, Rp-Isomer von *8-chloroadenosine-3',5'-cyclic monophosphorothioate*
sEPSC:	spontane erregende postsynaptische Ströme, *spontaneous excitatory postsynaptic currents*
sIPSC:	spontane hemmende postsynaptische Ströme, *spontaneous inhibitory postsynaptic currents*
SNAP:	S-Nitro-N-Acetylpenicillamin
SKF 86002:	Inhibitor der mitogenaktivierten Proteinkinase, 6-(4-Fluorophenyl)-2,3-Dihydro-5-(4-Pyridinyl)Imidazo[2,1-b]Thiazol-Dihydrochlorid
SR95531:	Gabazin, 6-Imino-3-(4-Methoxyphenyl)-1(6H)-Pyridazinbutansäure
TM:	transmembrane Domäne (bspw. der Untereinheiten des TRPV1-Rezeptors)
TRP:	*transient receptor potential* (Ion-Kanal-Familie)
TRPV1:	*transient receptor potential vanilloid 1*
VR1:	Vanilloid-Rezeptor 1, ehemalige Bezeichnung für TRPV1
ZNS:	Zentrales Nervensystem
cm:	Länge in Zentimetern
Hz:	Frequenz in Hertz
min:	Zeit in Minuten
ml/min:	Fließgeschwindigkeit in Milliliter pro Minute
mM:	Konzentration in Millimolar
ms:	Zeit in Millisekunden
mV:	Feldpotenzialamplitude in Millivolt
µA:	Reizintensität in Mikroampere
µm:	Länge in Mikrometern
µM:	Konzentration in Mikromolar
°C:	Temperatur in ° Celsius
kDa:	molekulare Proteingröße in Kilodalton

7.4. Veröffentlichungsverzeichnis

1. **Zschenderlein C., Albrecht D. (2008).**
   Capsaicin suppresses LTP and enhances LTD in mice lateral amygdala.
   19th European Student's Conference (Berlin, Deutschland)
   European Journal of Medical Research, Volume 13: Nr. 488, S. 127.

2. **Zschenderlein C., Albrecht D. (2009).**
   TRPV1 stimulation suppresses LTP in mice lateral amygdala.
   8th Göttingen Meeting of the German Neuroscience Society (Göttingen, Deutschland)
   Abstract Book: Nr. T8-2A, S. 519.

3. **Albrecht D., Zschenderlein C., Gebhardt C., von Bohlen und Halbach O. (2009).**
   Capsaicin-induced suppression of LTP in the mice lateral amygdala is mediated via nitric oxide and stimulation of CB1 receptors.
   41st European Brain and Behaviour Society Meeting (Rhodos, Griechenland)
   Frontiers in Behavioral Neuroscience.

4. **Zschenderlein C., Gebhardt C., von Bohlen und Halbach O., Albrecht D. (2011).**
   Capsaicin-induced changes in LTP in the lateral amygdala are mediated by TRPV1.
   Public Library of Science (PLoS) ONE: 6(1): e16116.
   URL: http://www.ncbi.nlm.nih.gov/pmc/articles/PMC3020947/

7.5. Danksagung

Mein herzlicher Dank gilt Frau PD Dr. Doris Albrecht für die fruchtbare Zusammenarbeit und hervorragenden Unterstützung bei der Planung dieser Promotion. In den vergangenen Jahren habe ich Ihren fachlichen Rat schätzen gelernt. Ihre Engelsgeduld und wertvollen Ratschläge sorgten für das Gelingen der Arbeit.

Ich danke weiterhin Herrn Dr. Herbert Siegmund für die Programmierung der Signal-Online-Skript-Programme und Herrn Roland Schneider, der mir bei Problemen und Fragen stets zur Seite stand.

Einen besonderen Dank empfinde ich gegenüber meiner Freundin Maren Rösler, ihrer Familie und meiner Mutter, ohne deren Unterstützung und Zuspruch ich diese Dissertation nicht so reibungslos zu einem Ende hätte bringen können.

Abschließend möchte ich Diana Pickert danken, die ihre wertvolle Zeit für das Sichten auf inhaltliche Stimmigkeit und Lesbarkeit geopfert hat.

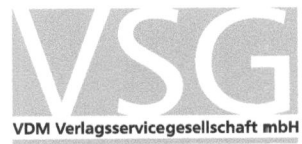

Die VDM Verlagsservicegesellschaft sucht für wissenschaftliche Verlage abgeschlossene und herausragende

Dissertationen, Habilitationen, Diplomarbeiten, Master Theses, Magisterarbeiten usw.

für die kostenlose Publikation als Fachbuch.

Sie verfügen über eine Arbeit, die hohen inhaltlichen und formalen Ansprüchen genügt, und haben Interesse an einer honorarvergüteten Publikation?

Dann senden Sie bitte erste Informationen über sich und Ihre Arbeit per Email an *info@vdm-vsg.de*.

Sie erhalten kurzfristig unser Feedback!

VDM Verlagsservicegesellschaft mbH
Dudweiler Landstr. 99
D - 66123 Saarbrücken

Telefon +49 681 3720 174
Fax +49 681 3720 1749

www.vdm-vsg.de

Die VDM Verlagsservicegesellschaft mbH vertritt

 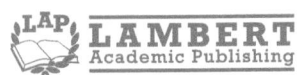 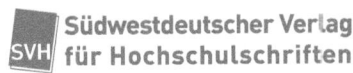

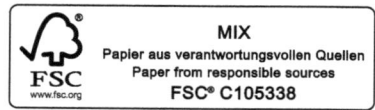

Printed by Books on Demand GmbH, Norderstedt / Germany